L'autodiscipline lors d'un régime

Comment perdre du poids
et être en bonne santé
malgré les fringales
et une faible volonté

Par Martin Meadows

Inscris-toi à ma newsletter

J'aimerais rester en contact avec toi. Inscris-toi à ma newsletter et reçois mes nouvelles publications, des articles gratuits, des cadeaux et autres e-mails importants de ma part.

Inscris-toi en cliquant sur le lien ci-dessous : http://www.profoundselfimprovement.com/frnews

Table des matières

Prologue

Tu aimerais perdre du poids malgré les tentations, les fringales, le découragement et d'autres émotions et défis communs associés au régime. Soit tu as déjà essayé et tu as échoué, soit c'est la première fois et tes amis et ta famille t'ont fait comprendre qu'il est difficile d'être autodiscipliné.

Peut-être que ça ne te demanderait que peu d'autodiscipline pour que tu suives ton régime alimentaire encore quelques temps afin de te débarrasser des derniers kilos superflus.

L'autodiscipline et sa cousine la volonté ont une forte influence sur la réussite ou l'échec de ton régime.

Ce livre te fournira des réponses et des conseils pour t'aider à réussir ton régime, malgré tous les obstacles qui sont si difficiles à surmonter et qui en font un défi exigeant.

Nous parlerons des 5 réalisations les plus importantes pour suivre un régime qui t'aideront à démarrer le tien du bon pas. Nous développerons le sujet des fringales et comment les gérer intelligemment. Nous aborderons également certaines façons scientifiquement fondées d'améliorer la satiété pour rendre les régimes moins contraignants.

Tu apprendras comment arrêter définitivement de manger de la nourriture grasse (ou simplement arrêter de la manger régulièrement, car l'objectif n'est pas de te transformer en une personne qui mange des salades sans petits plaisirs occasionnels), gérer les excuses et les rationalisations les plus courantes (qui sont en fait des problèmes d'autodiscipline) et enfin, t'aider à concevoir une vie plus autodisciplinée de manière plus holistique.

En tant qu'auteur de livres de développement personnel, y compris des livres sur l'autodiscipline et la persévérance, je connais le cercle vicieux de l'auto-changement. Il n'y a rien de plus décourageant que d'essayer maintes et maintes fois et de n'obtenir aucun résultat.

Avec ce livre, j'espère pouvoir t'aider à briser ce cycle et réaliser enfin le changement que tu désires si désespérément dans ta vie. Les choses peuvent s'arranger et je suis ici pour te donner un coup de main.

Clause de non-responsabilité : comme dans tous mes livres, je souligne encore une fois un point important ; je ne suis ni médecin ni psychologue de formation et je ne suis pas qualifié pour prendre des décisions de vie pour toi. Tu devrais consulter une personne formée à chaque conseil que tu souhaites utiliser ; surtout ceux concernant ta santé.

Remarque : J'ai eu l'idée d'écrire ce livre en rédigeant un sous-chapitre sur ce sujet dans mon livre précédent, *L'autodiscipline quotidienne*. Quelques paragraphes de mon ancien travail ont été adaptés et développés pour ce livre.

Chapitre 1 : 5 réalisations importantes pour stimuler ton autodiscipline lors d'un régime

Avec toutes les connaissances disponibles à propos des régimes, peu de gens sont conscients de certaines caractéristiques clés qui peuvent façonner ou détruire ta détermination. Comprendre certaines des particularités les plus importantes sur les régimes et leur effet sur ton autodiscipline peut être d'une aide précieuse.

Dans ce chapitre, nous aborderons certains de ces faits surprenants ainsi que la bonne attitude dont tu as besoin pour réussir. Sans cette connaissance fondamentale, tu te donneras beaucoup plus de mal inutilement.

Suivre un régime demande beaucoup de temps ; définis les bonnes attentes

Ben oui, non ?! Non, pas vraiment. La plupart des gens sous-estiment le temps qu'il faut pour perdre du poids et c'est l'une des raisons les plus courantes pour lesquelles ils échouent.

Une règle de base dit que tu as besoin d'un déficit énergétique de 3500 kcal pour perdre 500 g de graisse[1]. Pour établir un déficit hebdomadaire de 3500 kcal, tu dois avoir un déficit quotidien de 500 calories.

Selon les données de l'enquête nationale mentionnée dans l'édition 2010 de Dietary Guidelines for Americans, l'apport calorique moyen déclaré chez les femmes et les hommes de plus de 19 ans est estimé à 1 785 et 2 640 calories par jour[2].

Cependant, une étude de 2003 sur les différences entre les besoins caloriques estimés et l'apport calorique auto-déclaré chez les femmes montre que les sujets ont sous-estimé leur apport calorique d'environ 25%[3].

Autrement dit, les 1 785 et 2 640 calories citées sont en fait plus proches de 2 230 calories pour les femmes et de 3 300 calories pour les hommes. Étant donné que le département de l'agriculture américain signale qu'une femme sédentaire de 18 ans (et plus) a besoin de 1 600 à 2 000 calories et qu'un homme de 18 ans (et plus) a besoin de 2 000 à 2 400 calories[4] par jour, il y a un surplus journalier moyen de 230 à 630 calories pour les femmes et de 900 à 1 300 calories pour les hommes.

Pour connaître tes besoins individuels, tu peux calculer ton taux métabolique de base (TMB) en utilisant la formule de l'équation d'Harris Benedict pour déterminer ta dépense énergétique quotidienne totale (les calories dont tu as besoin pour maintenir ton poids actuel). Ensuite, tu peux soustraire une quantité spécifique de calories de ton régime quotidien, disons, 500 calories, pour atteindre un déficit de 3500 calories par semaine. Va sur google et tape « calculateur de TMB » ou « équation Harris Benedict » pour t'aider à calculer ta propre dépense énergétique totale quotidienne.

Sois conscient que l'apport calorique est plus élevé pour les personnes en surpoids et obèses. Une personne moyenne qui veut suivre un régime pourrait avoir un excédent quotidien de 1 000 calories pour les femmes et de plus de 1 500 calories pour les hommes. Maintenant, ajoute le déficit de 500 calories par jour pour l'alimentation et supprimes 2 000 calories de ton apport quotidien, jour après jour, juste pour perdre 500 g de graisse par semaine.

Par conséquent, tu ne peux pas revenir sur des années d'habitudes alimentaires malsaines en quelques jours ou semaines. Les personnes qui n'ont pas conscience de ce fait sont les plus susceptibles d'abandonner. Il est tentant d'abandonner au bout de trois mois lorsque tu réalises qu'il te reste encore plusieurs mois, voire plus d'un an, pour atteindre ton poids idéal.

Si, cependant, tu définis les bonnes attentes dès le début, tu réduiras considérablement la tentation d'abandonner. Tu seras préparé et cela stimulera ton autodiscipline tout en réduisant ton découragement.

Si nous nous concentrons sur la perte de poids durable à long terme, perdre 500 g de graisse par semaine est une idée correcte. Cela signifie environ 2 kilos par mois et 24 kilos par an. Calcule combien de poids tu veux perdre et combien de temps il te faudra en fonction de ces données et non en fonction des allégations irréalistes dans les articles sur les régimes miracles.

En sachant cela, tu peux éviter le syndrome des faux espoirs (fixer des attentes irréalistes et échouer pour recommencer encore avec un autre ensemble d'attentes irréalistes) qui mène à des tentatives de changement fréquentes, infructueuses et frustrantes[5]. Tu peux commencer ton régime du bon pied, avec les bonnes attentes. Si tu es préparé dès le départ au fait que cela nécessitera quelques mois ou un an pour atteindre ton objectif, tu auras besoin de beaucoup moins de volonté pour suivre ton régime.

Il ne s'agit pas seulement d'autodiscipline et de volonté

L'autodiscipline est l'une des nombreuses pièces du puzzle pour réussir à faire un régime.

L'autodiscipline, choisir continuellement la gratification différée plutôt que la récompense instantanée, est le premier outil pour adhérer à un régime. Je donne beaucoup de détails concernant le développement d'une autodiscipline puissante dans mes livres *Comment développer l'autodiscipline* et *L'autodiscipline quotidienne*.

La volonté est un concept similaire. Alors que la plupart des gens utilisent la volonté et l'autodiscipline de manière interchangeable, j'aime décrire l'autodiscipline comme quelque chose qui s'applique à l'attitude générale à long terme (par exemple, tes routines quotidiennes), tandis que la volonté est ta capacité de maîtrise que tu utilises dans des situations spécifiques (par exemple, résister à un morceau de gâteau).

Cependant, ne t'attends pas à réussir seulement avec la volonté ou l'autodiscipline. Dans certains cas, il te manquera ces deux outils et si tu n'as pas les trois autres, à savoir la bonne motivation, l'état d'esprit positif et les habitudes établies, tu échoueras.

Par exemple, ta volonté peut échouer si tu manges trop et que tu te sens coupable. Tu deviens enclin à penser « tant pis, j'ai raté », ce qui te conduira à recommencer. Entrer dans un cercle vicieux est presque une garantie avant que tu n'utilises les autres outils.

Un état d'esprit positif est le premier de ces outils. Si tu penses dès le départ que tu vas échouer, alors aucune mesure d'autodiscipline ne t'aidera à échapper à cette prophétie auto-réalisatrice. En revanche, penser que les erreurs sont raisonnables tant que tu continues peut t'aider à faire sensiblement face aux obstacles.

Avoir la bonne motivation, le second de ces outils, peut aussi t'aider. Un homme de vingt-cinq ans essayant de perdre du poids pour attirer les femmes aura une détermination plus faible qu'une femme de cinquante cinq ans qui doit perdre du poids pour éviter une crise cardiaque assurée.

Enfin et surtout, tu as besoin d'habitudes établies. Si tu fais une activité particulière automatiquement (par exemple, boire une tasse de café le matin), tu n'as pas besoin de volonté pour répéter ce comportement tous les jours.

Si tu développes l'habitude de manger sainement tous les jours, tu reviendras quand même à ton comportement par défaut même si tu rencontres des obstacles. C'est pourquoi développer de bonnes habitudes est une autre clé pour réussir ; même si tu perds ta volonté pour une courte période de temps, tes habitudes seront là pour te soutenir.

Des études ont montré qu'il faut de 18 jours à 254 jours pour former une nouvelle habitude[6]. En moyenne, il faut 66 jours pour rendre un nouveau comportement automatique.

Au fur et à mesure que tu répètes cette nouvelle habitude que tu veux intégrer dans ton emploi du temps quotidien, tu auras moins besoin de discipline pour la respecter. Nous verrons dans le détail un peu plus tard comment garder ton habitude assez longtemps pour qu'elle prenne racine.

Ton régime importe peu (et parfois beaucoup)

Dr. David Katz du Prevention Research Center de l'Université de Yale et sa collègue de Yale Stephanie Meller, ont comparé différents régimes populaires dont un régime hypoglucidique, un régime pauvre en matières grasses, un régime à faible index glycémique, un régime méditerranéen, un régime mixte / équilibré (DASH), un régime paléolithique, un régime végan, et des éléments d'autres régimes[7].

La conclusion de leur recherche est que chaque régime est associé à la promotion de la santé et à la prévention des maladies dans la mesure où il s'agit « d'aliments transformés de manière minimale, proches de la nature, principalement des plantes ».

En d'autres termes, tant que tu choisis un régime qui se concentre d'une façon ou d'une autre sur la consommation d'aliments non transformés et que tu évites les aliments hautement transformés, tu es sur la bonne voie. Que tu choisisses un régime faible en glucides, un régime Paléo, un régime DASH ou tout autre régime populaire, tu peux t'attendre à des résultats similaires tant que tu y adhères.

La seule chose qui fait la différence quand tu choisis un régime, c'est son impact sur ton autodiscipline. Bien que tous les régimes mentionnés puissent fonctionner, cela ne signifie pas qu'ils fonctionneront tous pour toi.

Pour certaines personnes, un régime faible en glucides est un cauchemar, car elles se sentent trop restreintes si elles ne peuvent pas manger l'un de leurs aliments riches en glucides préférés. Pour d'autres personnes, un régime Paléo et l'exclusion de toutes sortes de céréales est trop difficile. Avant de te lancer dans un régime, demande-toi lequel te semble trop restrictif et lequel te semble supportable ou même facile.

J'ai utilisé le régime de glucides lents[8] pour ma propre perte de poids parce que j'aimais sa simplicité et la possibilité de profiter de mes aliments préférés sur une base hebdomadaire.

Plus tard, j'ai fait des changements et je l'ai abandonné après avoir atteint mon objectif de poids.

J'ai voulu faire la transition vers quelque chose de plus durable avec moins de restrictions. Mais ce régime a fonctionné pour la perte de poids sans trop défier ma volonté.

C'était le bon choix pour moi. Un régime végétalien, par exemple, ne l'aurait pas été parce qu'il aurait été trop difficile d'arrêter de manger des œufs et des produits laitiers.

Choisis ton régime avec soin, mais n'y pense pas trop en termes d'efficacité. Au lieu de cela, concentre-toi sur combien il est facile ou difficile à maintenir pour les prochains mois (ou toute autre période pour atteindre ton objectif de poids que tu as calculé avec la règle de 3 500 calories pour 500 g de graisse).

Le régime n'apporte pas un changement permanent

Beaucoup trop de gens croient qu'il n'y aura pas de conséquence s'ils ne suivent qu'un régime de trois mois, perdent quelques kilos, puis retournent à leurs vieilles habitudes alimentaires. Je suis désolé, mais ce n'est pas comme cela que ça fonctionne.

Si tu veux des changements permanents, tu dois changer ta vie de façon permanente. Un régime (y compris un régime des plus restrictifs) peut t'aider à atteindre ton poids cible, mais ce n'est que le premier pas vers une santé optimale.

Une fois que tu as terminé ton régime amincissant, il est temps d'apporter d'autres changements permanents à tes habitudes alimentaires. Les premiers mois de ton régime pendant lesquels tu es en déficit calorique seront différents de ceux du régime que tu suivras une fois que tu auras perdu le poids désiré et que tu voudras revenir au niveau de maintien des calories. Si tu penses à ton alimentation comme ceci : « eh bien, je n'ai qu'à le suivre pendant quelques mois, perdre ce que je dois perdre et ensuite recommencer à manger de la pizza au petit-déjeuner », tu ne seras que déçu parce que tu vas rapidement reprendre du poids (et même plus qu'avant).

Nous discuterons des bonnes habitudes et de la construction de ton nouveau style de vie dans les chapitres 5 et 6. Pour l'instant, rappelle-toi que si tu ne t'engages pas à apporter des changements permanents dans ta vie (et oui, cela signifie soit diminuer ou ne plus manger certains aliments), tu peux aussi bien refermer ce livre maintenant et oublier les régimes parce qu'ils ne t'apporteront rien.

Les régimes extrêmes peuvent être plus efficaces (et booster ta volonté)

Contrairement à la croyance populaire, aussi longtemps que tu es en surpoids ou obèse, la perte de poids rapide peut être plus efficace que la perte de poids lente (cependant, ce n'est pas bénéfique pour les personnes âgées[9] ou maigres[10]).

Une étude faite en 2000 menée par des chercheurs danois a montré qu'une « perte de poids initiale plus importante induite par des changements de mode de vie (par exemple des préparations liquides ou des médicaments anorexigènes) améliore le maintien du poids à long terme, si celui-ci est suivi par un programme de maintien du poids intégré sur un an ou deux. »[11].

Une étude réalisée en 2001 par un scientifique néerlandais a montré qu'il « existe des preuves qu'une perte de poids initiale plus importante utilisant des régimes très hypocaloriques avec un programme actif de suivi du poids, y compris la thérapie comportementale, l'éducation nutritionnelle et l'exercice, améliore le maintien du poids »[12].

Les chercheurs qui ont mené une étude en 2010 sur 262 femmes obèses d'âge moyen ont également constaté qu'il y a « des avantages à la fois à court et à long terme à la perte de poids initiale rapide. Celles qui ont perdu du poids rapidement ont obtenu une plus grande réduction de poids et un maintien à long terme, et n'étaient pas plus sensibles à la reprise de poids que celles qui ont perdu du poids de manière plus progressive »[13].

Enfin, une étude australienne de 2014 sur le taux de perte de poids affectant la gestion du poids à long terme a montré que « le taux de perte de poids n'affecte pas la proportion de poids retrouvée en 144 semaines »[14]. En d'autres termes, il n'y avait pas de différence entre le groupe de perte de poids progressive et le groupe de perte de poids rapide en termes de récupération du poids.

Comme les scientifiques ont conclu, « ces résultats ne sont pas compatibles avec les directives diététiques actuelles qui recommandent la perte de poids progressive plutôt que rapide, basée sur la conviction que le poids perdu rapidement est récupéré plus rapidement.

Si tu veux commencer ton régime grâce à la motivation et augmenter ta volonté pour l'avenir, envisage un régime de perte de poids rapide qui t'aidera à perdre quelques kilos dans les premières semaines.

Souviens-toi simplement que l'objectif est de perdre rapidement de la graisse et non du muscle ou de l'eau en se déshydratant. Pour cette raison, assure-toi d'avoir suffisamment de protéines et d'eau dans ton régime. Une fois que le régime devient trop difficile à maintenir, rends-le moins drastique (augmente ta consommation quotidienne de calories et / ou inclus certains groupes d'aliments qui étaient interdits auparavant mais qui sont sains).

Si tu es une personne impatiente, quand tu verras des résultats aussi rapides, tu seras plus déterminé à continuer que si tu commençais plus lentement. Si tu peux commencer avec une progression plus rapide, une approche lente et régulière fonctionnera aussi.

5 RÉALISATIONS IMPORTANTES POUR STIMULER TON AUTODISCIPLINE LORS D'UN RÉGIME : RÉCAPITULATIF

1. Faire un régime demande beaucoup de temps. Si tu ne définis pas les bonnes attentes, ton régime est voué à l'échec. Calcule combien de poids tu peux perdre avec la règle d'un déficit de 3500 calories par semaine pour brûler 500 g de graisse. Accepte le fait que la perte lente est le résultat le plus probable et non les résultats suggérés par les créateurs de régimes miracles. Utilise un calculateur TMB et l'équation d'Harris Benedict pour connaître ta dépense énergétique quotidienne et ensuite calculer ton déficit hebdomadaire.

2. Lorsque tu suis un régime, tu ne peux pas compter uniquement sur ta volonté. Si tu n'as pas la bonne motivation et une attitude positive, il sera difficile de persévérer lorsque tu seras en difficulté. Développe des habitudes positives pour soutenir ta

volonté. Tu les répéteras automatiquement même si ta volonté échoue.

3. Tant que tu concentres ton alimentation sur des aliments complets, il importe peu que tu suives un régime paléo, faible en glucides ou à faible index glycémique. Tous ces régimes peuvent mener à la réussite. Ce qui compte, c'est que le régime soit adapté à celui qui le suit. Si un régime que tu veux suivre est trop restrictif pour ta situation personnelle (par exemple, il interdit de manger des fruits mais tu adores les fruits), cela te conduira probablement à un échec. Choisis un régime qui correspond le mieux à tes habitudes alimentaires et que tu peux maintenir à long terme.

4. Le régime n'apporte pas un changement permanent. Si tu envisages de suivre un régime comme solution à court terme (et que tu veux ensuite revenir à tes vieilles habitudes alimentaires malsaines), tu ne feras jamais de changements durables dans ta vie. Ce n'est que lorsque tu associes un régime avec des habitudes alimentaires

appropriées et permanentes que tu peux atteindre un succès durable.

5. Les régimes de perte de poids rapide peuvent être plus efficaces que les régimes réguliers si tu es en surpoids ou obèse. Si tu es impatient et susceptible d'abandonner si tu ne vois pas de résultats rapides, pense à suivre un régime alimentaire plus extrême pendant quelques semaines. Une fois que tu constateras des résultats rapides et visibles, tu seras motivé pour continuer (même si tu finis par passer à un régime plus sûr et plus lent).

Chapitre 2 : Comment gérer les fringales

Que tu aies une forte détermination ou non, à un moment donné au cours de ton régime, tu vas avoir des fringales.

Des fringales dominantes peuvent mener la personne à se gaver de façon imprévue et incontrôlable avec des aliments malsains, ce qui conduit souvent à la culpabilité et à la fin abrupte du régime.

Comment peux-tu améliorer ta maîtrise de toi et gérer tes fringales avec plus de facilité ? Est-ce même possible ? Dans ce chapitre, nous donnerons les réponses à ces questions.

L'essence d'une fringale

Les fringales sont généralement déclenchées par un certain signal et suivies d'une action spécifique (ton habitude).

Si tu as envie de chocolat, c'est peut-être parce que tu as vu quelqu'un manger une barre chocolatée. L'habitude qui suit est de t'acheter du chocolat.

Si tu ne peux pas t'empêcher de penser à manger de la pizza après être passé devant une pizzeria, alors c'est ton signal. L'habitude est d'y aller et de commander une pizza.

Si tu penses à de la glace après avoir dîné, alors peut-être que ton signal est que tu as l'habitude de manger un dessert et que ton corps est conditionné à s'y attendre à une heure précise.

Un signal conduit à une tentation qui mène à une (mauvaise) action.

Heureusement, alors que les indices sont difficiles à changer, nous pouvons changer les habitudes qui les suivent. Si tu disposes actuellement d'un signal pour manger quelque chose de sucré à 14 heures, une fringale se déclenchera dans ton cerveau exactement à 14 heures. L'habitude qui suit, par exemple manger un morceau de chocolat, est garantie, sauf si tu la modifies.

Si tu cèdes et manges du chocolat, tu renforceras l'association. Si tu résistes et la remplace par une alternative saine (par exemple en remplaçant la barre chocolatée par une pomme), avec le temps, tu cesseras d'avoir envie d'une barre chocolatée et auras envie d'une pomme à la place. Certes, les premiers essais seront difficiles, mais résister à l'ancienne action sera plus facile avec le temps.

Le plus difficile est de supporter la période de changement. C'est facile de dire « remplace-le par une alternative saine ». C'est difficile de le faire quand tu ne peux pas arrêter de penser à un délicieux gâteau au chocolat.

Il existe plusieurs façons de vaincre tes tentations. La première étape est de...

Supprimer les tentations

Retirer les tentations à disposition est la stratégie la plus simple et la plus efficace pour gérer les fringales.

Si tu n'as pas d'aliments interdits à la maison, il sera plus facile de résister à la tentation de les consommer. S'ils sont toujours à portée de main, tu te compliqueras la vie inutilement pour suivre ton régime.

L'engagement commence en vidant ton réfrigérateur et ton garde-manger des aliments gras. Sinon, un cheat day imprévu arrivera plus tôt que tu ne le penses. Ce n'est pas un conseil donné à la légère, c'est obligatoire si tu es sérieux quant aux résultats que tu souhaites obtenir.

Il y a un monde de différence entre une barre chocolatée sous la main et une à 15 minutes de chez toi dans un magasin.

Dans le premier cas, tu n'as qu'à faire quelques pas, ouvrir le placard et voilà ; la barre chocolatée est dans ta bouche. Dans le second cas, tu dois mettre des chaussures, prendre les clés de la voiture, monter dans ta voiture, aller au magasin, trouver la barre chocolatée, l'acheter et retourner à la maison. Si la fringale est faible, il est possible que tu ne sois pas d'humeur à faire toutes ces choses juste pour la satisfaire.

Le même conseil s'applique à tous les autres éléments générateurs de tentation de l'environnement

: la télé (publicité), conduire vers tes endroits de restauration rapide préférés, etc.

Si tu as des fringales au travail et que tu vas toujours à un distributeur automatique pour attraper quelque chose de malsain, n'amène pas d'argent avec toi. Il est possible que tu sois toujours tenté d'acheter cette barre chocolatée, mais que feras-tu sans argent ? L'emprunter à un collègue ?

« Hé, George. Peux-tu me prêter cinq euros pour que je puisse me gaver de ces délicieuses friandises ? » Cela devrait suffire à te dissuader de le faire.

Si ta routine quotidienne t'emmène vers ton lieu préféré, change l'itinéraire de sorte que tu ne sois pas tenté de t'engager dans tes vieilles habitudes.

Si les publicités te donnent faim, ne regarde pas la télévision ou quitte la pièce pendant qu'elles passent. Moins il y a de déclencheurs qui te harcèlent quotidiennement, plus il est facile de gérer tes fringales.

Une fois, pendant quelques jours d'affilée, j'ai eu une envie d'une barre chocolatée en particulier. Quand j'ai finalement senti que je pouvais céder, je n'étais pas d'humeur à conduire au magasin juste pour l'acheter ; et l'envie a disparu. Je suis sûr que si je l'avais eue à la maison, je n'aurais pas hésité à la manger.

Il est possible que tu ne sois pas conscient des divers signaux qui entraînent des fringales. Faire une liste des situations dans lesquelles tu ressens le plus de fringales t'aidera à trouver des moyens d'éliminer les tentations ou les signaux dangereux. Disons que tu écris :

- chaque fois que je passe devant mon restaurant de hamburgers préféré et que je veux m'arrêter pour manger,

- chaque fois que je passe devant le distributeur automatique et que je réalise que c'est l'heure du déjeuner,

- chaque fois que je ne mange pas un repas savoureux et satisfaisant et ressens le besoin de manger quelque chose de bon,

- chaque fois que je fais une sieste et que je me réveille avec des envies de sucre,

- Chaque fois que je rencontre un ami pour un café et qu'il commande du gâteau au chocolat.

Maintenant, tu peux trouver des façons d'éliminer ces situations et signaux de ta vie. Donc :

- ne passe pas devant ton restaurant de hamburgers préféré. Trouve une route différente, même si elle doit être plus longue.

- ne passe pas devant le distributeur automatique, si possible. Sinon, n'apporte pas d'argent ou de carte bleue au travail avec toi.

- apprends à cuisiner des plats savoureux et nourrissants ou mange dans un restaurant sain. Fais tout ce que tu peux pour éviter les repas fades et pour trouver des aliments savoureux *et* sains.

- arrête de faire des siestes si tu ne peux pas contrôler les envies. Si tu ne peux pas vivre sans siestes, élimine tout type de friandise chez toi (tu aurais déjà dû le faire maintenant, de toute façon) et ne laisse que des fruits. Bientôt, tu développeras une habitude plus saine et prendras un fruit après la sieste.

- Amène ton ami à un autre endroit, où il ne peut rien commander de malsain. Mange un bon repas nourrissant avant d'aller le voir pour ne pas avoir faim. Transporte seulement assez d'argent (et pas de carte de crédit) pour te payer le café et rien d'autre.

Il est plus facile d'éliminer le danger d'une fringale avant de la ressentir que d'apprendre à utiliser ta volonté pour y résister. Comme on dit, il vaut mieux prévenir que guérir. Détermine un plan d'action et change tes routines pour améliorer tes chances de réussite.

Le pouvoir d'attendre

Dans la célèbre expérience de Stanford sur la gratification différée, les scientifiques ont offert à des enfants le choix entre une petite récompense immédiate (une guimauve, un biscuit ou un bretzel) ou deux petites récompenses 15 minutes plus tard[15]. Pendant la période d'attente, le testeur a quitté la pièce, laissant les enfants avec la récompense alléchante les tentant à portée de main. Certains enfants ont abandonné et ont immédiatement mangé la récompense, perdant ainsi les deux récompenses plus tard, tandis que d'autres ont réussi à résister à la tentation.

Les études de suivi subséquentes ont montré que les enfants qui étaient capables de résister à la tentation se sont révélés avoir plus de succès dans la vie (mesurée par les scores SAT, l'incidence des problèmes de comportement et l'IMC)[16].

Comment les enfants ont-ils fait face à la tentation, surtout en prenant en compte le manque général d'autodiscipline chez les enfants par rapport aux adultes ? Ils se sont distraits.

Comme l'avait observé le chercheur principal Walter Mischel, certains « se couvraient les yeux avec les mains ou se retournaient pour ne pas voir le plateau, d'autres commençaient à donner des coups de pied dans le bureau ou tiraient sur leurs couettes et d'autres caressaient la guimauve comme si c'était un petit animal en peluche. »

Bien que caresser la barre chocolatée que tu ne veux pas manger ou mettre des coups de pied dans le bureau chaque fois que tu es tenté de céder ne semble pas vraiment être une bonne stratégie, l'idée générale sous-jacente qui est l'auto-distraction, en est une.

Patienter 15 minutes que la tentation passe est généralement suffisant pour diminuer grandement la fringale ou la supprimer complètement.

Chaque fois que tu ressens une fringale, dis-toi que tu vas attendre quinze minutes, puis décide si tu vas céder ou non. Si la fringale est toujours là, donne-toi encore quinze minutes.

Pendant que tu attends quinze minutes (ou trente, ou soixante, ce qu'il te convient) avant de prendre des mesures pour satisfaire la fringale, distrais-toi. Encore mieux, au lieu d'essayer de *ne pas* penser à la tentation, essaye de te concentrer sur autre chose jusqu'à ce qu'elle passe.

Appelle un ami. Regarde un film. Va te promener. Joue avec ton animal de compagnie. Lis quelque chose. Fais une tâche que tu remets toujours à plus tard (nettoyer la maison ?). Quoi que tu choisisses, assure-toi de t'immerger dans l'activité afin que tu puisses obtenir un répit avec la fringale.

Utilise ton imagination pour tuer ton envie

Certains types d'aliments malsains sont si mauvais pour toi qu'il vaut mieux les éviter pour toujours ou ne les manger que rarement. Ceux-ci comprennent, entre autres : les chips, les boissons gazeuses (y compris les boissons gazeuses avec des édulcorants artificiels nocifs), le pop-corn au micro-ondes (soufflé à l'air libre, ça va) et les céréales sucrées.

Comment peux-tu détruire définitivement tes envies pour ces aliments addictifs si cela fait longtemps que tu en manges ? Tu dois changer tes associations, ce qui fonctionne presque comme un lavage de cerveau.

La technique consiste à rendre la nourriture que tu désires aussi indésirable que possible. Au lieu de te distraire en essayant de ne pas penser à la fringale, concentre-toi sur la nourriture que tu veux manger, mais fais en sorte qu'elle soit désagréable.

Tu peux t'imaginer en train de t'empiffrer de barres chocolatées et te rendre compte à quel point tu auras l'air dégoûtant et faible d'esprit. Rappelle-toi de la sensation inconfortable d'un ventre ballonné après que tu as mangé une certaine friandise malsaine.

Imagine-toi en train de la manger devant des centaines de personnes.

Tu peux faire des recherches sur les ingrédients de la nourriture que tu veux manger et lire leurs effets négatifs sur le corps. Fais en sorte que ce soit le plus réel possible. Renseigne-toi sur la vie quotidienne des personnes extrêmement obèses, recherche la transplantation cardiaque sur Wikipedia et imagine que cela pourrait t'arriver si tu continues à manger la nourriture qui cause tes fringales.

Imagine-toi allongé dans ton lit de mort et les membres de ta famille te regardant avec tristesse, tous sachant que si ce n'était pas pour ton régime alimentaire malsain, tu serais toujours en vie.

Pense à l'exemple que tu donnes à tes enfants. Aimerais-tu qu'ils soient obèses et en mauvaise santé plus tard parce qu'ils t'ont souvent vu te gaver de malbouffe ?

Oui, je suis conscient de la détresse de ces exemples. Il faut que cela soit inconfortable et émotionnel pour booster ta motivation négative. Détruis tes associations positives avec la nourriture qui te fait envie et il y a de fortes chances que tu ne la touches pas (du moins cette fois-ci).

J'avais l'habitude de manger des quantités folles de macaroni au fromage. C'était l'un de mes repas de base. J'ai trouvé difficile d'arrêter d'en manger tous les jours, et encore plus difficile de façon permanente.

Quelques années à suivre mes nouvelles habitudes alimentaires religieusement ont suffi à me faire abandonner ma dépendance au macaroni au fromage, mais j'en ai encore parfois très envie.

Si je ne veux pas faire de cheat day un jour où je ressens l'envie, je me souviens à quel point cela m'empêche de digérer correctement. J'essaie d'imaginer à quelle vitesse le goût passe d'incroyable (les premières bouchées) à simplement bon (quelques minutes plus tard) à « je ne peux plus en manger » (alors qu'il en reste dans l'assiette). Je me remémore aussi une image désagréable que j'ai vue sur internet, d'un estomac en train de digérer des pâtes.

Comme l'exprime l'écart d'empathie entre le chaud et le froid[17], nous avons généralement du mal à imaginer et à comprendre ce que c'est que d'être dans un état opposé. Si nous sommes rassasiés, il est difficile de comprendre comment la faim peut prendre le dessus. Ou si nous sommes en colère ou tristes, il est difficile de comprendre ce que c'est que d'être heureux. Ou si nous ne sommes pas excités sexuellement, nous ne parvenons pas à prédire le genre de décisions sexuelles risquées que nous pouvons prendre quand on est excité[18].

Dans le cas d'une fringale pour les macaronis au fromage, il est difficile d'imaginer que les manger ne sera *pas* délicieux. C'est seulement quand tu cèdes que tu peux éprouver l'émotion que tu n'aurais jamais ressentie lorsque tu étais « excité » (et ensuite tu as du mal à croire que tu n'aurais pas pu résister à la tentation étant donné que l'expérience s'avère insatisfaisante).

Être conscient de ce biais peut t'aider à éviter de céder à une tentation. Au lieu d'être (encore une fois) étonné de savoir pourquoi tu as imaginé ta nourriture interdite comme étant si géniale (et découvrir qu'elle n'est pas si incroyable pour seulement ressentir la culpabilité comme récompense), penses-y avant de prendre la mauvaise décision.

Imagine autant que possible que ce ne sera pas aussi bon que tu le penses. La logique ne fonctionne pas toujours pour éviter ces mauvaises décisions (après tout, c'est un besoin émotionnel), mais cela peut t'aider.

Utilise ta progression pour combattre les fringales

La raison la plus importante pour laquelle tu devrais prendre des mesures et des photos de ton corps est de suivre tes progrès. Si tu ne sais pas si tu maigris ou si tu conserves le même poids, c'est difficile de maintenir la volonté et de continuer.

Il y a une autre raison pour laquelle tu devrais le faire, cependant ; c'est une arme puissante pour combattre les fringales, particulièrement dans une phase ultérieure de régime. Si tu prends des photos toutes les quelques semaines et que tu te pèses une fois par semaine (ou 2 fois par mois), il est facile de voir les progrès et d'obtenir une motivation supplémentaire.

Si tu sens que tu es sur le point de succomber à une fringale, jette un œil sur tes photos de progression et à ta courbe de poids descendante. Réfléchis au fait que si tu cèdes, il est probable que tu menaces tes futurs progrès. Dans de nombreux cas, il suffira de résister à la tentation ou du moins de réduire son intensité.

Même lorsque tu finis ton régime, il est bon de te peser chaque semaine afin de déterminer si tes nouvelles habitudes alimentaires te conviennent ou doivent être modifiées. Cependant, ne compte pas seulement sur le poids ; mesurer ton tour de taille et tes hanches tout en surveillant ton poids te donne une meilleure image de ton corps. Un tel système de suivi simple t'aidera également à maintenir des habitudes saines et à éviter les fringales.

Planifie tes envies

Il est utile d'être une personne autodisciplinée, mais cela ne veut pas dire que les choses doivent être difficiles. Plus un régime est facile, moins tu seras susceptible de céder à une tentation et d'abandonner.

Dans mon cas, en suivant un régime avec un cheat day hebdomadaire clairement déterminé, je savais que je n'avais qu'à reporter mes envies à plus tard, à quelques jours.

Je n'étais pas obligé d'abandonner mes aliments malsains préférés pour toujours ; c'était juste pour quelques jours. Avec le temps, j'ai cessé d'avoir ces envies pour ces aliments, donc en fin de compte, prendre la voie facile (faire un cheat day chaque semaine) était mieux que de rendre les choses trop difficiles (en ne me permettant aucun cheat day).

La science convient également que les cheat days sont importants. La suralimentation (lors d'un régime hypocalorique) aide à augmenter les niveaux de production de la leptine, une hormone protéine qui régule le poids corporel et l'énergie de près de 30% pendant tout au plus 24 heures[19]. Cette augmentation après le cheat day stimule le métabolisme et peut également améliorer la motivation[20].

La façon la plus sûre de faire un cheat day est de choisir un jour par semaine, disons le samedi (parce que la plupart des gens mangent socialement pendant les week-ends), et de limiter tous les aliments malsains à ce jour, du réveil jusqu'au moment où tu vas te coucher.

Alors que ton cheat day sert surtout de pause physique, mange ce que tu veux, autant que tu veux (dans la mesure du raisonnable, ne te rends pas malade). L'objectif est d'arrêter de penser à ton régime, à toutes sortes de restrictions et de simplement profiter de la nourriture. Un jour de festin ne gâchera pas tous tes progrès (tant que tu maintiens un déficit strict pendant les six jours restants) et la rupture psychologique aidera à adhérer à un régime à long terme.

Garde juste une chose à l'esprit ; aucune trace de ton cheat day ne doit rester dans ton réfrigérateur ou dans ton garde-manger le jour suivant. Mange tout ce que tu achètes le jour-même, ou si tu ne peux pas tout finir, donne-le à quelqu'un d'autre. Alternativement, donne la nourriture à quelqu'un d'autre pour la garder jusqu'à ton prochain cheat day. En aucun cas tu ne dois la laisser à la maison ; si fais suivre suis un cheat day avec un autre cheat day imprévu, tu vas probablement ruiner ton régime.

Comment tirer le meilleur parti d'un cheat day

Malheureusement, seuls les cheat days riches en protéines, en glucides et en lipides ont une incidence sur les niveaux de leptine[21]. En d'autres termes, si ton seul but de tricher est d'augmenter tes niveaux de leptine, tu dois dire non à la pizza, aux glaces, au chocolat et autres aliments gras.

Ça ne ressemble pas à un vrai cheat day, n'est-ce pas ? Si tu veux être strict à ce sujet, tu peux le structurer de cette façon. Si tu préfères la flexibilité au détriment des progrès plus lents, ne contrôle pas tes cheat days de manière aussi stricte.

Se faire plaisir a des effets physiologiques et psychologiques. Même si tu ne peux pas obtenir le maximum d'avantages physiologiques parce que tu choisis de ne pas avoir une journée à faible teneur en matières grasses, tu peux toujours profiter des avantages psychologiques.

T'accorder une pause programmée t'empêchera de culpabiliser. Au lieu d'entrer dans le cercle vicieux de post-culpabilité (« j'ai déjà raté, ça n'a pas de sens de se remettre sur les rails ») ce qui arrivera sûrement, vu que peu de gens peuvent adhérer à un régime strict avec 100% de précision, tu te sentiras bien car c'était déjà planifié.

Il s'agit d'un engagement à long terme, pas de te priver de tout et espérer que tu combattras chaque tentation. Tant que tu maintiens des habitudes alimentaires saines 80-90% du temps, tout ira bien. Plus tu t'en tiens à une alimentation saine, plus ta santé s'améliorera, même en retournant occasionnellement à des aliments moins sains.

Pour réduire les effets négatifs de l'augmentation de la consommation de calories, pense à commencer ton cheat day avec un sport qui appauvrit le glycogène sur un estomac vide le matin. Une bonne séance d'haltérophilie en salle de sport peut faire l'affaire.

Certaines personnes font suivre le cheat day avec un jour de jeûne ; des jours sans rien manger ou avec simplement un petit repas riche en protéines. C'est ainsi que je structure habituellement mes cheat days ;

le jour qui suit une augmentation de consommation calorique est un jour avec zéro calorie, juste de l'eau (le thé et le café noir sont aussi autorisés).

En tant que culturiste et entraîneur de fitness, John Romaniello écrit : « donner à ton système digestif un jour de repos a ses avantages. Non seulement cela va-t-il forcer ton corps à utiliser plus efficacement la surcharge calorique du cheat day précédent, mais tu laisseras AUSSI sortir un peu plus vite de ton corps les mauvaises choses »[22].

Tant que tu n'as aucun problème t'empêchant de faire une journée de jeûne (parles-en à ton médecin avant d'essayer), c'est un moyen puissant de suralimenter tes résultats lorsque tu suis un régime, tout en t'enseignant davantage la maîtrise de soi.

Une journée de jeûne permettra non seulement à ton système digestif de récupérer, mais t'aidera également à éviter les retombées du cheat day. En outre, elle peut augmenter ton taux de perte de poids ; après tout, tu obtiens un déficit de ta consommation calorique quotidienne entière.

Le lendemain d'une journée de jeûne, mange ce que tu manges normalement pendant les journées régulières de ton régime. Ne sois pas tenté d'ingérer plus de calories pour tenir compte de la journée précédente ; le but étant de ne pas en abuser. Si tu estimes que les cheat days ne t'aident pas à maintenir ton autodiscipline à long terme, ne les fais pas ou fais-les moins souvent. En fonction de ta force mentale lorsque tu fais un régime, te donner un jour de repos peut te rappeler les aliments que tu aimerais arrêter de manger et entraîner plus de fringales pour la prochaine semaine de régime.

Quoi que tu décides en rapport au cheat day, évite de le faire tous les jours. Manger de petites quantités d'aliments interdits chaque jour est pire que de manger d'énormes quantités d'aliments interdits une fois par semaine.

Dans le premier cas, cela ne t'aide à rien pour rompre l'habitude de manger malsain. Tu seras toujours habitué au goût des nourritures grasses et impatient de les manger chaque jour. Dans le second cas, tu les mangeras moins souvent, tu auras donc plus de temps pour te déshabituer et changer définitivement tes habitudes alimentaires.

Que faire lorsque tu cèdes

Quelle que soit l'efficacité des techniques que j'ai partagées avec toi, c'est presque une garantie que tu ne résisteras pas toujours à la tentation. Si tu succombes à un état de manque ou si tu fais un cheat day imprévu, le risque d'échec augmente. Cependant, ce n'est pas l'acte de manger des aliments interdits en soi qui va ruiner ton régime, mais ta réponse psychologique.

Les personnes qui connaissent un échec en suivant un régime peuvent réagir de deux façons :

1. Désespérer, se traiter de faibles d'esprit et se victimiser. Il n'y a qu'un seul résultat pour ce comportement : l'échec du régime. Quelques semaines ou mois plus tard, ils recommencent, mais ils échouent à nouveau quand ils se remettent à s'auto-flageller après un autre petit échec.

2. Reconnaître l'erreur, essayer d'identifier ce qui les a fait déraper, se souvenir qu'ils ne sont pas

parfaits mais que tout est dans le processus et continuer. Pour ces personnes, le succès est garanti.

Si tu dérapes, ne te punis pas. Très souvent, l'auto-culpabilité ne fera qu'exacerber le problème. Au lieu de penser « j'ai raté, mais maintenant je vais me remettre sur les rails », la culpabilité te fera penser « je suis un échec. Ce n'est plus la peine de suivre le régime. »

Reconnais que tu as fait une erreur et passe à autre chose. Un dérapage ne gâchera pas ta progression à moins que tu n'y fasses rien et te sentes trop coupable. Il s'agit du processus à long terme et non d'un seul événement.

COMMENT GÉRER LES FRINGALES : RÉCAPITULATIF

1. Des signaux déclenchent les fringales. Il est difficile de changer un signal, mais il est possible de changer la routine subséquente (comme manger un morceau de chocolat). La clé est de continuer à effectuer la nouvelle action à la place de l'ancienne, sans faute, aussi longtemps que nécessaire pour établir une nouvelle habitude, à savoir pendant au moins 66 jours.

2. Le moyen le plus simple d'endurer les fringales est d'éliminer les tentations de ton environnement. Plus il est difficile de satisfaire tes fringales, moins tu auras de chances d'agir en conséquence.

Compare le fait d'avoir un morceau de chocolat à portée de main et la nécessité de te rendre au magasin pour l'acheter. Si tu es fatigué après le travail, il est possible que ta fainéantise dépasse l'envie.

Fais une liste de toutes les situations et de tous les signaux qui te font ressentir des fringales et trouve des façons raisonnables de les supprimer de ta vie, ou du moins réduis considérablement le risque que tu ne puisses pas surmonter la tentation (par exemple, en mangeant un bon repas nourrissant avant de rejoindre un ami dans un lieu de restauration rapide).

3. Attendre que l'envie soit passée est le moyen le plus simple et probablement le plus efficace pour y faire face. L'astuce consiste à te distraire (ou à modifier l'objet de ta concentration) assez longtemps pour laisser passer le sentiment. Idéalement, ne t'obsède pas à *ne pas* penser à la fringale, mais trouve quelque chose d'autre à faire qui modifiera l'objet de ta concentration.

4. Tu peux éliminer les fringales en imaginant dans les moindres détails les mauvaises choses qui se passeront si tu manges un aliment malsain en particulier. Tu peux faire des recherches sur ce que cela fait subir à ton corps à long terme. Tu peux t'imaginer succomber à une fringale, échouer avec ton régime et devenir obèse morbide. Rends cela émotif et vivant, et il est probable que l'envie passe.

Garde à l'esprit qu'en raison de l'écart d'empathie entre le chaud et le froid, nous ne sommes pas bons à prédire comment nous nous sentirons dans un état «

chaud » si nous sommes actuellement dans un état « froid » (et vice versa). Pour cette raison, ne t'attends pas à posséder le même niveau de maîtrise de soi lorsque tu as faim que lorsque ton estomac est plein. De même, ne t'attends pas à ce que la nourriture que tu désires soit aussi incroyablement bonne quand tu la manges (à l'état « froid ») que lorsque tu l'imagines pendant une fringale (l'état « chaud »).

5. Prends des mesures et photographie régulièrement ton corps. Chaque fois que tu ressens une envie, regarde ces photos et ces mesures pour te rappeler où tu es déjà arrivé et que tu ne veux pas ruiner ces efforts en succombant à une tentation.

6. Au début des régimes, les fringales disparaissent rarement. Si tu sais que tu seras en mesure de les satisfaire dans quelques jours (en programmant des cheat days), il sera plus facile de les gérer. Tout ce que tu as à faire est de les reporter. Des cheat days hebdomadaires offrent un répit psychologique précieux ainsi que d'autres avantages pour ton corps qui peuvent aider à augmenter ta perte de poids. Pour profiter d'un maximum d'avantages,

pense à commencer ton cheat day avec un entraînement et fais-le suivre avec une journée de jeûne (ne le fais pas suivre d'un autre cheat day).

7. Ne te sens pas coupable quand tu dérapes. Reconnais ton erreur, apprends la leçon et passe à autre chose. Si tu passes trop de temps à y réfléchir, l'alimentation motivée par la culpabilité peut te plonger dans une spirale descendante.

Chapitre 3 : Comment se séparer des aliments malsains

Sortir victorieux d'une bataille contre les aliments malsains est long et épuisant. Les tentations, les petits soldats que les aliments malsains utilisent pour t'attirer dans un piège, sont partout. Même si quelqu'un t'enferme dans une pièce entourée d'un tas de légumes et de fruits pendant des semaines, au moment de sortir, tu courras au magasin ou au restaurant le plus proche pour manger quelque chose de malsain.

Par conséquent, nous devons apprendre à trouver des alternatives saines et savoureuses pour les aliments malsains (afin de ne pas reporter tes envies, mais de les remplacer complètement), apprendre à améliorer le goût des aliments sains (ils ont besoin de plus de travail que la malbouffe typique), et gérer les restrictions de la bonne façon. Et ce sont précisément les types de concepts que nous aborderons dans ce chapitre.

Trouver des alternatives saines et savoureuses

Comme je l'ai déjà noté dans mon livre précédent, *L'autodiscipline quotidienne*, le manque des aliments préférés comme la pizza, le chocolat, la glace ou les frites n'est pas la seule raison pour laquelle les gens ne peuvent pas surmonter les fringales. Ils cèdent aussi parce qu'ils ne développent jamais d'alternatives permanentes. Voici quelques-uns des conseils que j'ai donnés dans le livre précédent, avec quelques conseils supplémentaires ...

À moins que tu ne développes une alternative agréable aux aliments malsains que tu aimes, tu les regretteras toujours tellement qu'il sera très difficile de résister aux envies.

S'il n'y a pas de nourriture saine qui peut te donner au moins la moitié de la jouissance de la nourriture malsaine, tôt ou tard tu ne résisteras pas à la tentation de la manger. Dans un monde idéal, tu pourrais. Dans le monde réel, la volonté peut rarement durer si longtemps.

Cependant, peux-tu deviner combien il est facile de maintenir un régime qui te permet de manger tout ce que tu veux ? La clé est de trouver des alternatives saines qui te donnent ce que tu veux (ce qui provient normalement d'aliments malsains).

Il y a habituellement certaines choses qui nous manquent d'un aliment malsain particulier. Si c'est du chocolat, peut-être que c'est la saveur sucrée qui te manque. Peut-être que c'est la texture et la saveur sucrée. Peut-être que c'est juste l'odeur. Si tu as envie de pizza, peut-être que ce dont tu as le plus envie est le fromage fondu. Si tu peux comprendre ce qui te manque le plus, il sera plus facile de trouver des alternatives.

Soyons honnêtes ici ; tu ne peux pas remplacer le goût parfait et sucré du chocolat fondant sur ta langue avec celui d'une tige de brocoli fade. Cependant, tu peux probablement le faire (dans une certaine mesure, assez pour que le chocolat ne te manque pas tous les jours) avec :

- toutes sortes de baies (fraises, framboises, myrtilles ; y a-t-il quelqu'un qui ne les aime pas ?),

- le chocolat noir (c'est beaucoup plus sain et en raison de son goût profond – nous parlons de 70% de cacao ici – il en faut beaucoup moins pour satisfaire le désir de sucre),

- des smoothies (il faut juste ne pas trop en faire, c'est beaucoup de fructose),

- le miel de haute qualité (il y a une grande différence entre le miel bon marché et les variétés biologiques maison ; expérimente avec différentes saveurs)

- la caroube (même si ce n'est pas tout à fait quelque chose que tu peux manger tous les jours comme une alternative saine, c'est mieux que le chocolat ordinaire)

Et pour la pizza ? Tu peux apprendre à la faire toi-même avec de la farine de blé complet, de la sauce tomate maison, des légumes bios et du fromage de qualité. Tu peux également cuisiner une frittata ou une quiche, les deux pouvant plutôt bien imiter la pizza.

La glace ? Tu peux manger du yogourt glacé naturel et mélanger quelques baies au lieu de manger des glaces achetées en magasin. Tu peux aussi la faire toi-même. Si tu optes pour une crème glacée normale, achètes-en une avec le moins d'ingrédients possible (par exemple, de la crème glacée à la fraise ou à la vanille).

Les frites ? Apprends à les faire maison et utilise des huiles saines pour les faire frire ou apprends à cuisiner des pommes de terre au four. Il existe également diverses alternatives avec d'autres légumes comme des bâtonnets de poivrons assaisonnés, des frites de carottes, des chips de courgettes cuites au four ou des chips de chou frisé.

Améliorer le goût des aliments plus sains

Les épices et les herbes ont beaucoup à voir avec le goût. Il n'existe pas beaucoup de légumes qui ont du goût à eux seuls. Cependant, si tu y ajoutes les bonnes épices ou herbes, ils deviennent beaucoup plus savoureux, souvent si savoureux que tu développeras une envie pour ces aliments. Pour te donner quelques exemples, voici des épices et / ou des herbes qui changent radicalement le goût de certains aliments sains :

1. Œufs : ciboulette, sel et / ou poivre noir. Les œufs brouillés seuls peuvent être un peu fades. L'ajout de l'un de ces ingrédients améliore beaucoup le goût.

2. Courgettes : poivre de Cayenne, basilic, cumin, poudre d'ail, origan ou thym. Beaucoup d'herbes et d'épices accompagnent bien la courgette. Peu de gens apprécient ce légume seul, mais en ajoutant juste une pincée ou deux de ces intensificateurs de saveur peut faire toute la différence, surtout si tu la fais griller.

3. Riz complet : curcuma, cumin ou sauce soja. La plupart des gens habitués à manger du riz blanc n'apprécient pas vraiment le goût du riz complet. Essaye de l'associer au curcuma ou au cumin ou ajoute de la sauce soja. Tu peux également ajouter les mélanges d'épices asiatiques pour le riz.

4. Soupes de légumes : sel, poivre noir, piment de la Jamaïque, feuille de laurier et / ou livèche du jardin. Aussi, ajoute beaucoup d'oignons pour améliorer la saveur. Les soupes de légumes simples et quotidiennes sont parfaites pour ceux qui n'aiment pas

cuisiner tous les jours. Tu peux faire une grosse casserole de soupe le lundi et la manger jusqu'au jeudi. Avec le bon mélange d'épices, tu peux certainement développer une envie de soupe (comme je l'ai fait).

5. Pommes de terre : sel, romarin, paprika, origan, basilic, poivre de Cayenne, aneth et / ou persil. Les pommes de terre, consommées avec modération et non sous forme de frites, ne sont pas aussi malsaines qu'on le croit. La clé, c'est d'éviter de les faire frire, en optant plutôt pour des méthodes plus saines, idéalement cuites à la vapeur. Une fois que tu obtiens ton mélange parfait d'herbes et d'épices, les pommes de terre cuites à la vapeur pourraient devenir plus attrayantes que les frites enrobées d'huile.

La façon dont tu cuisines les légumes (ou d'autres aliments sains) fait également toute la différence. Les pommes de terre bouillies ont un goût différent de celui des pommes de terre au four. Des courgettes cuites à la vapeur pourraient avoir un goût horrible pour toi, mais tu pourrais trouver les chips de courgettes cuites au four addictives. Le riz complet seul peut être fade, mais le mélanger avec des haricots peut en faire l'un de tes repas de base.

Tu n'as pas besoin d'être un chef en cuisine pour essayer différentes façons de préparer des aliments sains. Il est peu probable que tu rates quelque chose en suivant des recettes de base comme des pommes de terre au four, des chips de courgettes ou des légumes cuits à la vapeur. Et même si tu te rates, la prochaine fois sera meilleure.

Mélanger certains légumes au lieu de les manger seuls peut aussi faire la différence. Pense à faire une salade ; tu ne mangerais probablement pas la laitue iceberg ou le chou rouge seul. Cependant, en les mélangeant avec des carottes, des poivrons, des œufs, du parmesan râpé et de l'huile d'olive, ton repas peut devenir savoureux et nourrissant.

L'expérimentation peut aider pour éviter – ou au moins réduire considérablement – les envies de certains aliments. Une fois que tu développeras des alternatives permanentes que tu trouveras aussi savoureuses (ou plus savoureuses) que ce dont tu as envie, il sera plus facile de maintenir tes habitudes alimentaires saines.

Si tu n'as aucune idée sur la façon de remplacer certains aliments malsains par des alternatives plus saines, tape « alternatives saines à [aliments malsains dont tu as envie] » dans Google. Bien que toutes les alternatives ne seront pas aussi savoureuses que ce dont tu as envie, peut-être qu'avec quelques ajustements elles te donneront des idées sur la façon de créer un repas de substitution parfait pour freiner tes envies.

Aborde cet exercice avec un esprit ouvert. Certaines alternatives saines seront ridicules (par exemple, en remplaçant les pâtes par des « raviolis de betterave rouge » l'une des recettes que j'ai trouvées en cherchant des alternatives aux pâtes). La plupart ne seront pas aussi savoureuses que ce dont tu as envie. Mais ce sera ton point de départ.

Je serais la dernière personne à dire que les aliments sains sont plus savoureux que les aliments malsains. Dans les premières étapes du régime, lorsque tu es encore habitué à des saveurs différentes, plus addictives, les alimênts sains sont de mauvais substituts à la saveur explosive de la pizza ou au goût sucré du soda. Cependant, essayer différents aliments et s'habituer à des saveurs différentes et plus subtiles modifiera tôt ou tard tes papilles gustatives pour apprécier des choses que tu n'as jamais aimées auparavant. C'est comme ré-entraîner ton corps à apprécier ce qui est bon pour lui.

Pendant longtemps, je ne voulais pas toucher au brocoli ou au chou-fleur. Leur odeur était horrible et leur goût encore pire. D'ailleurs, la plupart des légumes ne m'attiraient ni par leur aspect, ni par leur odeur ou leur goût. Ce n'est que lorsque j'ai commencé à expérimenter et appris à les assaisonner correctement que j'ai développé un goût pour eux.

Aujourd'hui, quand je vois une assiette de légumes cuits à la vapeur, je la vois comme un repas savoureux et non comme une punition pour avoir essayé d'être une personne en bonne santé (tu n'iras pas loin avec cet état d'esprit). Si tu continues à explorer de nouveaux goûts, tôt ou tard, tu trouveras des aliments sains qui ne nécessiteront pas de volonté pour les manger.

Tiens un registre alimentaire

Les participants d'une étude sur la perte de poids du Centre for Health Research de Kaiser Permanente qui ont gardé des registres de régime ont perdu deux fois plus de poids que ceux qui n'en ont gardé aucun[23].

Il n'y avait rien de magique dans leurs registres, comme le dit Keith Bachman, MD, interne à Kaiser Permanente et spécialiste de la gestion du poids : « Garder un registre alimentaire n'a pas besoin d'être formel. Juste le fait de gribouiller ce que tu manges sur un Post-It, en t'envoyant des e-mails décrivant chaque repas ou en t'envoyant un SMS suffira. C'est le processus de réflexion sur ce que nous mangeons qui nous aide à prendre conscience de nos habitudes et, espérons-le, à changer notre comportement. »

Cette pratique peut également t'aider à développer une plus grande conscience de soi et par conséquent améliorer ton autodiscipline lorsque tu es au régime. C'est une chose de manger une pizza. Te rendre péniblement conscient de cela en le notant dans ton registre alimentaire le rend « plus réel » ; tout à coup, c'est là comme une preuve de ton mauvais choix.

Si tu peux associer cela avec le pouvoir d'être redevable, comme en montrant ton registre alimentaire à un membre (exigeant) de ta famille chaque semaine, rester loin de la nourriture malsaine sera plus facile.

Ne sois pas trop restrictif

Un régime n'est pas un sprint, c'est un marathon. Si tu as plus de 10 kilos à perdre, il te faudra des mois pour atteindre ton poids idéal. Tant que tu n'as aucun problème de santé urgent qui t'oblige à perdre du poids *dès maintenant*, tu n'as pas à commencer ton régime avec des règles trop restrictives.

Désigner un jour par semaine comme cheat day est un bon moyen d'éviter les restrictions, parce que tu n'as pas besoin de faire un sevrage brutal avec la malbouffe. Tu n'as qu'à différer la consommation de ces aliments pendant quelques jours pour pouvoir les manger à nouveau.

Plus tard, si tu penses ne plus avoir besoin d'un cheat day hebdomadaire, tu peux faire en faire deux par mois, ou tu peux désigner des cheat meals (un repas) plutôt qu'un cheat day. L'idée est de partir de quelque chose de facile (être capable de tricher chaque semaine) et progressivement manger de moins en moins souvent de nourriture malsaine.

Une autre façon simple de se restreindre progressivement est de commencer ton régime en faisant un petit changement presque imperceptible dans ton alimentation.

Par exemple le premier jour, tu peux remplacer un type de nourriture malsaine par quelque chose de plus sain (par exemple, des myrtilles au lieu d'une barre de chocolat). Ensuite, tu maintiens cela aussi longtemps que nécessaire jusqu'à ce que ce soit naturel et que tu sentes que tu peux gérer plus de restrictions.

Ensuite, tu peux réduire de 10% tes portions d'aliments malsains (et augmenter tes portions d'aliments sains de 10%), un autre petit changement qui avec suffisamment de temps deviendra une autre de tes routines imperceptibles sur ton chemin vers une meilleure santé.

Une semaine ou deux plus tard (ou aussi longtemps que nécessaire pour que tu te sentes prêt), fais encore un autre changement ; par exemple, arrête de manger tout un groupe d'aliments malsains (par ex. viandes transformées) pendant la semaine et manges-en seulement pendant ton cheat day déterminé.

Adopter une telle approche lente et progressive sera plus simple pour ta volonté et facilitera ainsi ta séparation avec les aliments malsains.

Fais un sevrage des aliments les plus addictifs

Une étude de 2015 sur les aliments addictifs menée par les scientifiques de l'Université du Michigan et du New York Obesity Research Center montre que les 10 aliments les plus addictifs sont[24]:

1. La pizza - une note moyenne de 4,01 ; 1 étant le plus facile à résister et 7 étant le plus difficile à résister

2. Le chocolat - 3,73 (Ex aequo)

3. Les chips - 3,73 (Ex aequo)

4. Les cookies - 3,71

5. La crème glacée - 3,68

6. Les frites - 3,60

7. Les cheeseburgers - 3,51

8. Le soda (pas les lights) - 3,29

9. Le gâteau - 3,26

10. Le fromage - 3,22

Sans surprise, tous ces aliments (peut-être à l'exception du fromage) sont malsains et tu as à nouveau faim rapidement après les avoir mangés. Si tu veux changer les proportions et manger de la nourriture saine à 80 ou 90% du temps (y compris pendant les cheat days), commence par éliminer d'abord les aliments du haut de la liste car ce sont ceux qui épuisent le plus ta volonté.

Fais une transition lente vers des aliments moins addictifs et / ou alterne, de sorte que même si tu te permets de faire un cheat meal chaque semaine, tu ne mangeras pas régulièrement les aliments les plus addictifs.

Si par exemple, tu manges de la pizza à chaque cheat meal, mange-la toutes les deux semaines et remplace-la lentement par quelque chose de moins addictif. Tu peux manger de la pizza au blé complet ou la préparer toi-même pour la rendre plus saine et moins addictive. Tu peux également alterner avec des frites, un cheeseburger ou une glace pour en manger seulement une fois par mois.

Moins tu en manges, moins tu en seras dépendant. Ensuite, il sera plus facile d'y résister, et tu te débarrasseras de tes habitudes alimentaires de façon permanente.

À propos d'aliments provoquant une dépendance, sois particulièrement prudent avec les aliments pour lesquels tu te dis « je n'en mangerai qu'un tout petit peu », des aliments que tu ne peux pas arrêter de manger après « un petit peu » comme tu te l'es promis. Un exemple est le beurre de cacahuète. Il n'y a que peu de gens qui aiment le beurre de cacahuètes qui peuvent n'en manger qu'une cuillère à la fois.

La même chose s'applique à d'autres aliments, généralement riches en matières grasses ou en glucides, qui te jettent un sort juste au moment où tu en manges une petite quantité (le pop-corn serait un autre exemple ici ; très peu de personnes n'en mangent qu'une poignée).

COMMENT SE SÉPARER DES ALIMENTS MALSAINS : RÉCAPITULATIF

1. Si tu ne trouves pas d'alternatives saines et savoureuses aux aliments malsains dont tu as envie, tu ne pourras jamais t'en séparer. Suivre un régime est plus facile quand tu as plusieurs repas de base sains que tu attends avec impatience (plutôt que les redouter).

2. Considère ce qui te manque dans un aliment malsain et trouve des aliments qui peuvent imiter ou te donner ce dont tu as envie. Par exemple, si tu veux manger du chocolat, tu as peut-être envie de quelque chose de sucré. Dans ce cas, les baies, le miel ou le chocolat noir à 70% et plus peuvent faire l'affaire.

3. Les épices et les herbes peuvent faire une différence spectaculaire pour les aliments sains qui ont généralement un goût fade. Même un simple rajout de sel et de poivre suffit à transformer un aliment désagréable en quelque chose que tu es impatient de manger.

4. Expérimente différentes façons de cuisiner des aliments sains. Les légumes bouillis ont un goût différent des légumes frits, qui ont une saveur différente de celle des légumes cuits.

5. Tiens un registre alimentaire pour devenir plus conscient de ce que tu apportes à ton corps. Si tu le peux, trouve quelqu'un envers qui tu seras redevable en lisant ton registre alimentaire chaque semaine.

6. Ne sois pas trop restrictif. Il n'est pas nécessaire de faire un sevrage brutal et d'arrêter de manger tous les types d'aliments malsains pour toujours. Même si cela te prend des mois avant d'éliminer la plupart des aliments malsains de ton menu quotidien, c'est toujours un pas dans la bonne direction.

7. Les aliments hautement transformés sont les aliments les plus addictifs. Si tu veux te séparer d'un aliment malsain, commence par éliminer ces aliments en premier. Si tu suis déjà un régime et que tu t'accordes des cheat meals hebdomadaires, essaye de ne pas manger la même nourriture addictive chaque

semaine. Alterne avec d'autres gourmandises pour te sevrer.

Chapitre 4 : Astuces scientifiquement fondées pour améliorer la satiété

Il y a deux approches que tu peux utiliser pour mieux respecter ton régime :

D'abord, tu peux utiliser diverses astuces psychologiques pour te motiver à continuer ; créer des associations négatives avec tes envies, planifier tes envies pour un cheat day plus tard au cours de la semaine, ou te distraire avec quelque chose d'autre.

L'autre approche explorée dans ce chapitre est d'utiliser des astuces simples et scientifiquement fondées pour améliorer la satiété et par conséquent rendre la volonté moins nécessaire.

Mange plus de fibres

De nombreux experts en nutrition recommandent de consommer des aliments riches en fibres pour augmenter la satiété et réduire l'apport calorique. Cependant, la réalité est différente et même si le conseil est partiellement vrai, tu ne peux pas manger n'importe quel type de fibre pour profiter de ces avantages.

Selon une méta-analyse de 2013 sur l'effet des fibres sur la satiété et l'ingestion alimentaire, sur les 38 types de fibres étudiés sur les effets de satiété, seuls les bêta-glucanes, fibres de lupin, son de seigle, ou un régime mixte riche en fibres ont été soutenus dans plus d'une publication comme améliorant la satiété[25]. D'autres types de fibres ont été soutenus dans une seule publication, ce qui, du point de vue scientifique n'est pas une preuve suffisante de leur efficacité.

Par conséquent, il existe seulement quelques types d'aliments riches en fibres qui amélioreront ta satiété :

- contenant du bêta-glucane : l'avoine et l'orge. Le bêta-glucane est également présent dans les champignons comme le reishi, le shiitake, le chaga et le maitake[26].

- contenant des fibres de lupin : graines de lupin.

- son de seigle, pain de seigle complet et aliments similaires.

Si tu veux manger du pain dans ton régime, favorise le pain de seigle, d'avoine ou d'orge complet. Par rapport au pain blanc ordinaire, ces aliments seront plus rassasiants et réduiront peut-être ton apport calorique global.

Garde à l'esprit que cela ne signifie pas qu'il ne vaut pas la peine de manger d'autres aliments riches en fibres alimentaires. La fibre offre plus d'avantages que la simple augmentation de la satiété. Les légumes devraient rester un aliment de base de ton régime. Les sources de fibres mentionnées plus tôt peuvent t'aider lors de ton régime, en particulier lorsque tu veux continuer à manger des céréales.

Mange davantage de protéines

La protéine est plus rassasiante que les graisses ou les glucides[27]. Si tu suis un régime riche en protéines, tu ressentiras moins souvent la faim qu'une personne qui en mange moins. Cela t'aidera également à perdre plus de masse graisseuse.

Une étude danoise a montré qu'un groupe suivant un régime pauvre en matières grasses (30% d'énergie) élevé en protéines (25% d'énergie) pendant 6 mois a réalisé une perte de poids substantiellement plus importante (9,4 kilos vs 5,9 kilos) qu'un groupe suivant le même régime alimentaire pauvre en matières grasses mais moins élevé en protéines (12% d'énergie)[28].

Après 12 mois, la perte de poids du groupe au régime élevé en protéines n'était pas significativement plus élevée que celle du groupe au régime moins élevé en protéines (6,2 kilos et 4,3 kilos), mais cette perte de poids procurait une réduction de 10% de tissu adipeux (en termes simples, ta graisse abdominale).

Un article de 2008 *Protein, Weight Management, and Satiety* conclut « qu'une augmentation modérée des protéines alimentaires associée à l'activité physique et à un régime énergétique peut améliorer la régulation du poids corporel en... augmentant la satiété »[29].

La satiété est le mot clé ici. Comme l'écrit le professeur australien Manny Noakes de l'Organisation de recherche scientifique et industrielle du Commonwealth dans son article de 2008 : « Les études comparant les régimes riches en protéines aux régimes riches en glucides ad libitum ont généralement montré une plus grande perte de poids dans le régime riche en protéines et qu'une satiété accrue était le facteur le plus important dans la perte de poids »[30].

Bon, assez parlé d'études. Comment peux-tu appliquer cela à ton régime ? C'est simple, augmente la quantité de protéines dans ton alimentation. Tu seras moins susceptible de souffrir de la faim. Par conséquent, tu mangeras moins et tu perdras du poids plus rapidement avec moins de difficultés.

Tu n'as pas nécessairement besoin de compter chaque gramme de protéines dans ton régime. Assure-toi simplement de manger au moins un aliment riche en protéines à chaque repas afin d'obtenir environ 30 à 40 grammes de protéines par repas. Si tu préfères compter, 2,3 à 3,1 g par kilo de masse corporelle maigre[31] est la quantité de protéines que tu devrais consommer lors d'un régime.

Les aliments riches en protéines sont :

- la viande ; opte pour la viande maigre comme le poulet ou la dinde. Évite les viandes transformées (saucisses, panés).

- le poisson ; choisis des poissons sauvages plutôt que d'élevage.

- les œufs ; considéré comme la protéine parfaite. Opte pour des œufs de poules élevées en plein air.

- les produits laitiers ; bon choix : fromage frais, yogourt grec, fromage suisse de qualité et lait entier ou 2%.

- le quinoa ; une source végétarienne de tous les acides aminés essentiels.

- les légumes secs ; généralement combinés avec du riz pour former une protéine complète et forte.

En général, les sources de protéines animales sont meilleures que les sources végétales car les sources animales contiennent tous les acides aminés essentiels. La plupart des sources végétales ne les possèdent pas tous, donc tu dois associer différentes sources pour obtenir tous les acides aminés dont ton corps a besoin.

Bien qu'il soit possible d'augmenter ton apport en protéines avec des suppléments (la protéine de lactosérum étant le choix le plus commun), il est toujours préférable d'opter pour des aliments complets. Ils sont plus rassasiants qu'un shake et ont aussi meilleur goût.

Si tu as de la difficulté à manger suffisamment de protéines, que tu n'aimes pas cuisiner, que tu n'as pas le temps de cuisiner ou que tu souhaites simplement compléter ton apport avec des suppléments, opte pour des protéines de lactosérum. La vraie nourriture est toujours meilleure que les suppléments, mais la protéine de lactosérum peut être un supplément à considérer pour ton régime ; et pas seulement si tu es culturiste.

Selon une étude de 2013 par les scientifiques japonais Rie Tsutsumi et Yasuo M. Tsutsumi, les peptides et les protéines présents dans les protéines de lactosérum sont susceptibles d'entraîner des changements bénéfiques aussi bien pour les individus sains que malades[32].

Certains des effets bénéfiques potentiels de la protéine de lactosérum comprennent : une réduction des taux d'insuline à jeun chez les personnes obèses et en surpoids[33], une satiété accrue par rapport à la caséine (le fromage est principalement fait de caséine)[34], moins de nourriture consommée quand elle est sous forme de yaourt à boire enrichit en lactosérum[35]et une dépense énergétique au repos lorsqu'elle est consommée avant le sommeil[36].

S'il te plaît, garde à l'esprit que même si tous ces avantages semblent incroyables, tu peux profiter des mêmes avantages, voire de meilleurs en te contentant de suivre un régime riche en protéines avec de vrais aliments non transformés. La protéine de lactosérum n'est pas nécessaire pour une santé optimale, mais peut t'aider si tu as des difficultés à consommer suffisamment de protéines.

Choisis les aliments les plus rassasiants et opte pour le volume

Une étude menée en 1995 par Suzanna Holt et ses collègues chercheurs à l'Université de Sydney sur un indice de satiété des aliments communs a montré que les aliments qui pèsent le plus sont les meilleurs pour satisfaire la faim (quel que soit le nombre de calories qu'ils contiennent). Une teneur élevée en protéines, en fibres et en eau était corrélée à une augmentation de la satiété, tandis que la teneur en matières grasses et la palatabilité y étaient négativement associées.

La différence de satiété entre 38 aliments étudiés était stupéfiante. Les pommes de terre bouillies (avec le score le plus élevé de l'indice de satiété) étaient sept fois plus rassasiantes qu'un croissant (avec le score le plus bas de l'indice de satiété).

Basé en partie sur ces résultats, le site américain principal de données nutritionnelles NutritionData.Self.com a créé une formule mathématique qui prédit la satiété à partir de la teneur en nutriments d'un aliment ou d'une recette donnée[37].

Le facteur de satiété (Fullness Factor) qui en résulte, compris entre 0 et 5 (les aliments à FF élevé étant plus rassasiants), permet de trouver facilement les aliments qui satisferont le mieux ton appétit, le réduisant ainsi et t'aidant à suivre un meilleur régime.

Certains des aliments les plus courants en haut de liste dans le facteur de satiété comprennent :

- les germes de haricots,

- la pastèque,

- le pamplemousse,

- la carotte,

- l'orange.

Certains des aliments les plus courants en bas de liste dans le facteur de satiété comprennent :

- le beurre,

- les chips de pomme de terre,

- le miel,

- le pain blanc,

- la crème glacée.

Si tu cherches les aliments les plus rassasiants dans un groupe alimentaire particulier, tu peux te référer à NutritionData.Self.com. Clique sur l'onglet

Nutritional Target Map Search et clique sur la zone en haut à droite du graphique (afin de voir Fullness Factor et ND Rating de 5.0). Les aliments qui en résultent seront les plus rassasiants et les plus denses sur le plan nutritionnel.

Sans surprise, les aliments les plus rassasiants sont les légumes et certains fruits. Si tu optes pour le volume avec ces aliments, tu n'auras pas aussi faim qu'en optant pour d'autres choix.

Si tu veux sentir la différence, mange 500 g de brocoli (utilise des épices pour les rendre plus savoureux). Le facteur de satiété (FF) pour le brocoli est de 4,2, et 500 g de brocoli s'élèvent à environ 175 calories (soit environ 5 à 15% de l'apport calorique quotidien pour une personne qui fait un régime). Note à quel point tu as faim deux heures après avoir mangé ce repas.

Ensuite, compare-le à environ deux tranches de pain blanc grillé avec un facteur de satiété de 1,9. Deux tranches, qui pèsent environ 50 grammes, contiennent environ la même quantité de calories que 500 g de brocoli, ce qui représente dix fois plus de volume. Tu n'auras probablement même pas à attendre deux heures pour avoir de nouveau faim après avoir mangé un repas si insatisfaisant ; tu auras sûrement encore faim tout de suite après le repas.

Un autre avantage des aliments rassasiants est qu'il est très difficile d'en manger beaucoup. Tu ne peux pas consommer un millier de calories avec par exemple des carottes crues en une seule fois ; cela nécessiterait d'en manger plus de 2,5 kilos. Maintenant, compare cela à un petit sac de chips de pommes de terre de 230 g qui contient 1 242 calories.

C'est la différence puissante en faisant des légumes l'aliment de base de ton alimentation par rapport à tes vieilles habitudes alimentaires malsaines qui ne peuvent même pas te rassasier pendant trente minutes.

Prépare des repas composés d'aliments riches en facteur de satiété et ton régime nécessitera beaucoup moins de volonté pour le maintenir. Idéalement, trouve plusieurs repas de base que tu peux cuisiner en moins de 15 minutes, et si tu as faim, grignote-les.

ASTUCES SCIENTIFIQUEMENT FONDÉES POUR AMÉLIORER LA SATIÉTÉ : RÉCAPITULATIF

1. Il existe plusieurs types d'aliments riches en fibres alimentaires qui augmentent la sensation de satiété et, par conséquent, réduisent la quantité de calories que tu dois consommer pour te sentir rassasié. Ils comprennent : l'avoine, l'orge, le pain de seigle complet, les haricots lupins et les champignons comme le reishi, le shiitake, le chaga et le maitake.

2. La protéine est plus rassasiante que les graisses ou les glucides. Elle aide à perdre plus de graisses et brûle plus particulièrement la graisse du ventre. Essaye de manger environ 30 à 40 grammes de protéines par repas, ou 2,3 à 3,1 g par kilo de masse corporelle maigre par jour pour bénéficier des effets bénéfiques des protéines.

3. Les aliments riches en protéines sont la viande, le poisson, les œufs, les produits laitiers, le quinoa et les légumes secs. Les sources de protéines animales sont plus bénéfiques car elles contiennent tous les acides aminés essentiels dont ton corps a besoin pour

fonctionner correctement. La protéine de lactosérum peut être un supplément précieux à ton alimentation si tu ne peux pas fournir suffisamment de protéines à ton corps.

4. Tous les aliments ne sont pas égaux en termes de satiété. Utilise le facteur de satiété (FF) pour trouver les aliments les plus rassasiants et en faire la base de ton alimentation. En général, les aliments qui rassasient le plus sont les légumes (y compris le chou frisé, le brocoli, le chou-fleur, etc.) et certaines sortes de fruits comme les pastèques et les oranges. Les aliments hautement transformés ont généralement peu d'effet sur la satiété et ne te permettent pas d'assouvir ta faim.

Chapitre 5 : Les problèmes et excuses les plus courants liés à la volonté lors d'un régime

Le régime comporte de nombreux défis, et bien que certains d'entre eux soient légitimes, beaucoup sont des excuses déguisées. Dans ce chapitre, nous aborderons quelques-uns des problèmes les plus courants lorsque nous suivons un régime, qui ne sont en fait que des justifications pratiques pour s'en tenir à des aliments malsains.

Une fois que tu auras découvert les solutions à ces problèmes, tu ne seras plus en mesure de trouver des excuses, car cela ne ferait que révéler que ce n'est pas un problème légitime, mais simplement un manque d'autodiscipline de ta part.

Je mange mal parce que je n'ai pas le temps

Problème sous-jacent : tu n'as pas assez d'autodiscipline pour trouver des moyens efficaces de préparer des aliments sains (et changer ta routine pour introduire ces idées dans ta vie).

De toutes les excuses pour manger de la nourriture malsaine, celle-ci est l'une des plus notoires et aussi l'une des plus faciles à traiter. Voici comment tu peux résoudre ce problème :

1. Fais le plein d'aliments surgelés.

Selon l'étude menée par Ronald B. Pegg au Département des sciences et technologies de l'alimentation de l'Université de Géorgie, les légumes congelés sont similaires, et parfois meilleurs que les légumes frais. Comme le notent les scientifiques, « cela a du sens, étant donné que ces légumes sont généralement surgelés rapidement (ce qui suspend / interrompt leur « vieillissement » et les pertes d'éléments nutritifs) immédiatement après leur récolte. Les légumes surgelés sont également souvent cueillis au meilleur moment de la saison »[38].

Les aliments surgelés ne sont pas longs à préparer. En fait, dans de nombreux cas, tout ce que tu as à faire est de les faire cuire à la vapeur pendant quinze minutes ; c'est souvent un repas parfait qui ne nécessite aucun ajustement, sauf de l'épicer.

De combien de volonté as-tu besoin pour acheter quelques sacs d'aliments surgelés et les mettre dans ton cuiseur vapeur ? Il n'y a pas besoin de nettoyer, trancher ou réfléchir à quels légumes mélanger ; tout est prêt pour toi.

2. Prépare des repas que tu peux conserver pendant quelques jours.

Ma suggestion préférée ici est la soupe. Certes, il faut un certain temps pour les préparer si tu as besoin de nettoyer et de trancher tous les légumes, mais si tu fais une grosse quantité, elle durera 3 à 4 jours. Réchauffer la soupe ne nécessite aucun effort de ta part, sauf peut-être de la remuer de temps en temps.

D'autres aliments qui peuvent être conservés pendant quelques jours et qui ont toujours bon goût sont les frittatas, le chili, les légumes grillés et les salades.

Est-ce qu'une heure à cuisiner suffisamment pour trois ou quatre repas est trop demandé ?

3. Demande à quelqu'un d'autre de cuisiner pour toi.

Si tu peux te le permettre, envisage de commander ta nourriture via un service de livraison de repas sains.

Il y a de plus en plus d'entreprises qui cuisinent des repas sains et les livrent directement chez toi. La plupart d'entre elles offrent quelques menus différents à choisir ; y compris les options végétariennes, paléo et à faible teneur en glucides.

Bien que ce soit nettement plus coûteux de commander de la nourriture auprès d'un tel service que de la cuisiner toi-même, cela peut te faire gagner beaucoup de temps et te permettre d'investir dans quelque chose qui sera en fin de compte plus rentable (par exemple, développer ton entreprise ou travailler plus pour obtenir une promotion).

Les restaurants sains sont également une option, même si cela ne fait pas nécessairement gagner beaucoup de temps. Après tout, tu dois sortir de chez toi et attendre jusqu'à ce qu'ils cuisinent la nourriture pour toi.

N'oublie pas qu'il y a plus d'options pour que quelqu'un d'autre cuisine pour toi que juste ces deux-là. Si tu as un colocataire qui aime cuisiner, tu peux le payer pour cuisiner un repas supplémentaire pour toi. Si tu peux te le permettre, tu peux également embaucher un cuisinier à temps partiel pour toi (même si ce n'est peut-être pas un chef, mais simplement une personne qui aime cuisiner et qui cherche un moyen de gagner de l'argent, par ex. un retraité).

4. Réalise que si tu ne prends pas le temps pour la santé, tu devras prendre le temps pour la maladie.

Si ton régime alimentaire est malsain, ce n'est pas « si » tu tombes malade, mais « quand ». L'hypertension, le diabète, les maladies cardiaques, les taux élevés de cholestérol, le cancer, les ulcères, les maux de dos, les calculs biliaires ; ce ne sont que quelques troubles et maladies qu'une personne obèse développera tôt ou tard.

Si tu apprécies ton temps, il est plus logique de développer des habitudes saines (et efficaces dans le temps) pour te protéger de ces problèmes. En fin de compte, le coût monétaire et le coût en temps des troubles de santé et des maladies seront beaucoup plus élevés que la prévention.

Je ne peux pas me permettre d'acheter de la nourriture saine.

Problème sous-jacent : tu n'as pas assez d'autodiscipline pour apprendre quels aliments sains sont bon marché, ce que tu peux faire avec pour préparer de bons repas et comment calculer les coûts à long terme pour « économiser » sur les aliments sains.

Les aliments sains peuvent être moins chers que la malbouffe. Par exemple, la plupart des légumes et des fruits ne coûtent rien par rapport aux aliments transformés. Si tu les achètes dans un marché de producteurs locaux, c'est encore moins cher.

Selon une méta-analyse réalisée en 2013 par les scientifiques de l'école de santé publique de Harvard, les aliments les plus sains coûtent environ 1,30 euro de plus par jour que les moins sains[39].

C'est environ 470 euros de plus par an, mais n'oublions pas les coûts de *ne pas* manger des aliments sains. Les médicaments peuvent rapidement augmenter ton budget de 470 euros par an, et beaucoup plus si tu souffres de problèmes de santé persistants. Ensuite, il y a la perte de salaire en cas d'arrêt maladie, les frais médicaux (temps, carburant), etc. Cela vaut-il toujours la peine « d'économiser de l'argent » en achetant des aliments malsains ?

Tu n'as pas forcément besoin d'acheter tout ce qui est bio ; les légumes sont toujours des légumes et il vaut mieux manger des légumes non biologiques que de ne pas les manger du tout. Lorsque les scientifiques étudient les effets bénéfiques des légumes et des aliments, ils étudient généralement les légumes conventionnels, pas les légumes biologiques, alors si tu ne peux pas te permettre d'acheter des aliments biologiques, ne t'inquiète pas de ne pas avoir les avantages de manger des légumes.

Les aliments sains sont généralement plus rassasiants que les aliments malsains. Comme nous l'avons déjà abordé dans le chapitre précédent, il faudrait manger plus de 2,5 kilos de brocoli pour fournir la même quantité de calories que celles d'un petit sachet de chips de pomme de terre. Cependant, un paquet de chips ne te satisferait pas du tout, alors que même 250 g de brocoli peut suffire à combler la faim.

Par conséquent, les légumes et les fruits qui coûtent habituellement un euro ou moins procurent un repas plus satisfaisant et plus copieux, tout en payant plus ou moins la même chose voire moins que lorsque tu commandes un repas à un euro dans un restaurant rapide.

Les aliments sains n'ont pas bon goût

Problème sous-jacent : tu n'as pas assez d'autodiscipline pour faire quelques expériences en cuisine et créer des repas sains et savoureux.

Certains aliments sains ont vraiment mauvais goût. Mais dire que tous ne sont pas savoureux, c'est juste une excuse pour rationaliser pourquoi tu continues à manger de la malbouffe.

Il ne faut pas beaucoup d'énergie et de temps pour trouver quelques repas de base afin de toujours avoir quelque chose de savoureux sur lequel t'appuyer lorsque tu as faim. Ces types d'aliments simples peuvent être des soupes, des recettes à base de pommes de terre et de légumes (par exemple des pommes de terre bouillies avec du brocoli et des œufs frits), du riz et des haricots ou des omelettes et autres repas à base d'œufs.

Comme nous l'avons déjà mentionné au chapitre 3, les épices et les herbes font la différence dans la saveur de nombreux repas sains. Même en utilisant seulement la bonne quantité de sel et de poivre on peut rendre un aliment fade savoureux. Tout ce dont tu as besoin est un minimum de volonté pour cuisiner quelques repas et apprendre à les assaisonner, pour un goût parfait.

Quand j'ai essayé de cuisiner une soupe de légumes pour la première fois, il n'y avait pas plus fade. C'était immangeable. Cependant, il s'est avéré que je n'avais pas utilisé assez de sel, de poivre et d'autres épices. Chaque fois que j'essaye à nouveau, j'améliore mon mélange d'épices. Aujourd'hui, ma soupe aux légumes, un aliment de base que je cuisine habituellement pour trois jours, est délicieuse avec la combinaison idéale d'épices et d'herbes aromatiques.

Si tu ne te décourages pas après tes premiers essais, tu développeras tes propres recettes qui seront à la fois saines et savoureuses. Et tes invités les aimeront aussi.

Si tu trouves que c'est difficile de cuisiner ou que tu ne peux jamais obtenir l'assaisonnement adéquat, achète des mélanges d'épices prêts à l'emploi. Par exemple, tu peux acheter un mélange d'assaisonnement de pommes de terre rôties ou en purée ou obtenir un mélange d'épices prêt à l'emploi dans une soupe de légumes. Certains aliments surgelés viennent avec des mélanges d'épices, donc ça ne peut pas être plus facile ; cuis simplement les légumes à la vapeur et assaisonne-les avec ce que le fabricant a fourni (assure-toi que le mélange ne contient pas d'additifs malsains comme le glutamate monosodique ou MSG).

Enfin et surtout, de nombreux aliments sains sont délicieux sans aucun ajout. Ceux-ci sont les pommes, les bananes, les baies, le yogourt grec, les noix ou le melon. Le fromage de qualité, la farine d'avoine et les œufs peuvent également composer des repas sains et savoureux sans beaucoup de temps de cuisson ou sans beaucoup d'assaisonnement.

J'ai faim quand je fais un régime

Problème sous-jacent : tu t'en tiens à des aliments insatisfaisants ou ne peux pas faire face aux envies d'aliments malsains.

Si tu as constamment faim lors d'un régime pour perdre du poids, quelque chose ne va pas. Bien que tu ne puisses pas éviter une sensation occasionnelle de faim lorsque tu fournis à ton corps moins de calories que ce dont il a besoin, suivre quelques règles simples peut régler ce problème :

1. Commence toujours tes repas avec une portion de protéines, le nutriment le plus rassasiant. Les

aliments riches en protéines sont la viande, le poisson, les œufs, les produits laitiers, les haricots et le quinoa.

2. Chaque repas devrait contenir une portion de légumes (idéalement) ou de fruits. Les légumes (avec quelques fruits) sont les aliments les plus rassasiants.

3. Bois assez d'eau. Il est possible que tu confondes la faim avec la soif. Chaque fois que tu ressens la sensation de faim, bois un verre d'eau. Si la sensation passe, tu dois boire plus d'eau, pas ingérer plus de calories.

Le sentiment de faim peut également être lié au fait de manger des aliments fades et insatisfaisants. Bien qu'ils remplissent ton estomac, tu as souvent encore faim après le repas en raison de leur faible saveur ; tu as faim pour un goût spécifique. Assure-toi que tes repas puissent satisfaire tes papilles tout en étant bons pour toi.

Une autre raison possible d'avoir faim lors d'un régime est lorsque ton déficit est trop élevé. Habituellement, il n'est pas logique de créer un déficit à long terme supérieur à 500 calories par jour (3500 kcal par semaine) car la difficulté accrue de résister aux tentations peut mener à un échec du régime au lieu de t'aider à perdre du poids plus rapidement.

À quoi bon si je finis par reprendre du poids ?

Problème sous-jacent : la mauvaise attitude.

Si tu commences ton régime en pensant que tu vas échouer, alors ça ne sert à rien de le faire ; tu vas certainement reprendre du poids et probablement même plus qu'avant.

Une attitude positive et la confiance en soi sont l'une des clés du succès. Tant que tu n'as pas résolu ton attitude et commencé à croire que tu peux faire des changements permanents dans ta vie, c'est une perte de temps d'essayer de perdre du poids.

Développer un état d'esprit positif commence par renforcer la confiance en ta capacité à changer. Si tu n'as jamais rencontré beaucoup de succès en faisant des changements permanents dans ta vie, commence par quelque chose de petit.

Pense à introduire de petites habitudes dans ta vie et répète-les jusqu'à ce qu'elles deviennent une partie inhérente à ta vie. Même une petite habitude comme passer du fil dentaire quotidiennement peut t'aider à construire une plus grande confiance en toi et en ta capacité de changer.

Une fois que tu as une certaine expérience d'auto-changement à ton actif, suivre un régime ou modifier certaines de tes habitudes alimentaires sera moins difficile. Tu auras quelques leçons à tirer de tes précédentes tentatives réussies de changement et cela renforcera ta détermination.

L'autodiscipline est comme un muscle. Si c'est ta première fois à la salle de sport et que l'entraîneur te dit de soulever 135 kilos du sol, tu ne seras pas en mesure de le faire. Mais s'il te dit de commencer avec 23 kilos et d'augmenter le poids chaque semaine, tôt ou tard, tu t'entraineras avec 135 kilos.

Faire un régime, c'est pareil. Si tu as peu de volonté et peu d'expérience avec l'introduction de nouvelles habitudes, tu ne dois pas nécessairement commencer par un véritable régime. Commence avec l'habitude de manger une portion de légumes par jour. Sens ta volonté se renforcer. Puis ajoute une autre habitude, par exemple, limiter les sucreries à trois fois par semaine.

Lorsque tu sens que ton autodiscipline peut supporter plus de restrictions et que tu commences à croire en ta capacité à faire des changements permanents, envisage de commencer un vrai régime.

Je mérite une récompense

Problème sous-jacent : les petites récompenses instantanées signifient plus pour toi que pour celles reportées, mais plus importantes.

Je sais qu'il est tentant de prendre quelque chose de sucré après une dure journée. Une promenade d'une heure te fait sentir que tu mérites de te récompenser pour l'effort. Ça fait du bien de s'asseoir devant la télé avec des chips ou du pop-corn au micro-ondes et une canette de soda.

Dans tous les cas, c'est comme faire un pas en avant et deux pas en arrière. Tu brûles 200 calories lors de la promenade et en consommes 500 en récompense. Tu résistes aux tentations pendant toute la journée et tu fais des folies le soir.

Les friandises peuvent fonctionner si elles sont limitées aux cheat days et qu'elles constituent une récidive peu fréquente. Cependant, si tu te récompenses constamment avec quelque chose qui te fais régresser, ce n'est rien d'autre qu'un moyen infaillible d'échouer.

Il y a deux problèmes à résoudre ici. Premièrement, c'est priver ton futur toi du bénéfice de ton toi actuel. Tu le fais très probablement parce que tu as du mal à imaginer les conséquences. Deuxièmement, il est possible que ton régime manque de quelque chose ou que tu n'aies pas trouvé une récompense qui ne gâchera pas ton régime alimentaire.

Tu peux résoudre le premier problème en visualisant fréquemment ton futur toi pour le rendre plus réel. Les choix que tu fais aujourd'hui façonneront la personne que tu deviendras demain.

Te récompenser constamment avec des friandises fait du bien aujourd'hui, mais est-ce que la vision que tu as de toi, en tant que personne en surpoids ou obèse, malsaine, te fait te sentir bien aussi ? Chaque fois que tu dis « je mérite une friandise » (en dehors d'un cheat day), tu dis aussi : « Je préférerais recevoir 5 euros aujourd'hui que 1 000 euros dans quelques semaines ». Est-ce judicieux ?

Si tu es tenté de te récompenser tous les jours, il y a peut-être aussi quelque chose qui ne va pas dans ton alimentation. Tu as peut-être besoin d'aliments rassasiants, ou peut-être que tu t'es habitué à te récompenser uniquement avec de la nourriture. Trouve d'autres moyens de te faire du bien.

Te faire masser peut être aussi gratifiant sinon plus que d'attraper un hamburger, et ce sera beaucoup plus bénéfique pour ta santé. Partir en week-end peut être une grande récompense pour tous les progrès que tu as fait la semaine passée dans ton régime, sans avoir à grignoter quelques friandises ici et là.

Chaque fois que tu veux te faire plaisir, pense d'abord à des façons non-alimentaires de te récompenser. Et si tu veux quand même te récompenser avec de la nourriture, opte pour des options saines et savoureuses ; une plus grande portion de baies, des produits laitiers de qualité ou un petit pain complet.

C'est ma génétique

Problème sous-jacent : incapacité à reconnaître ta faiblesse et à prendre la responsabilité de tes mauvaises décisions.

Sauf pour quelques conditions réelles (hypothyroïdie, syndrome de Cushing, dépression), l'obésité n'a pas de raisons médicales en dehors de ton contrôle. Ce n'est qu'une question de manque d'autodiscipline ou de réticence à assumer la responsabilité de ta situation actuelle, blâmant plutôt quelque chose d'autre qui n'a rien à voir avec cela.

Les gènes peuvent-ils affecter dans une certaine mesure que tu sois obèse ou en bonne santé ? Bien sûr. Est-ce une excuse légitime pour laquelle tu es en surpoids si tu peux y faire quelque chose ? Pas vraiment. Beaucoup de gens ont été obèses longtemps, mais sont à présent en forme et en bonne santé.

Moi aussi j'ai été en surpoids. J'aurais pu continuer de me dire que c'était comme ça, que je suis comme ça. Mais au lieu de cela, j'ai accepté qu'il était de ma responsabilité de prendre soin de ma santé et pas de quelque chose que je ne peux pas contrôler à cause de X ou Y.

Prendre la responsabilité de toutes tes décisions, erreurs, réussites et échecs est la première étape que tu dois entreprendre pour abandonner la mentalité de victime et la nécessité de tout rationaliser en blâmant les facteurs externes. Commence dès aujourd'hui en réalisant que ton poids n'est pas le résultat de choses hors de ton contrôle, mais de choses très contrôlables ; tes habitudes, tes choix et ton attitude.

J'aime trop la nourriture

Problème sous-jacent : être trop restrictif dans ton régime et avoir les mauvaises priorités dans la vie.

Je suis d'accord ; la nourriture malsaine a souvent meilleur goût que la nourriture saine. Sinon, ce ne serait pas si difficile de l'abandonner. Cependant, si tu ne te limites pas trop dans ton régime, tu peux toujours profiter de tes aliments préférés et essayer de nouvelles saveurs, mais pas aussi régulièrement qu'auparavant.

Par exemple, tu peux programmer des cheat days hebdomadaires ou bimensuels et manger ce que tu veux autant que tu veux ces jours-là. Avec cette approche, tu obtiendras le meilleur des deux mondes ; perdre du poids tout en étant capable de te laisser aller de temps en temps.

Il y a aussi un deuxième problème avec cette rationalisation ; un manque de bonnes priorités. Si tu aimes tant la nourriture, la priorité pour ta santé devrait être primordiale pour toi. Après tout, comment vas-tu profiter de la nourriture quand tu tomberas malade ? Si tu ne portes pas beaucoup d'attention à la valeur nutritionnelle de la nourriture et ne te concentres que sur la saveur, ce n'est pas une question de savoir si tu vas tomber malade, c'est une question de savoir quand.

Se laisser aller de temps en temps est bien tant que tu définis tes priorités et consommes des aliments sains 80 à 90% du temps. Tu peux dépenser les 10 à 20% restants en profitant de ce que tu veux (et le faire tout en profitant d'une meilleure santé). Ou plus probablement, une fois que tu mangeras des aliments sains dans 80 à 90% des cas, tu auras plus de plaisir à manger ce qui est bon pour toi, ce qui sera un résultat encore meilleur.

LES PROBLÈMES ET EXCUSES LES PLUS COURANTS LIÉS À LA VOLONTÉ LORS D'UN RÉGIME : RÉCAPITULATIF

1. Si tu n'as pas le temps de manger des aliments sains, tu peux : faire des réserves d'aliments congelés, cuisiner à l'avance pour quelques jours ou demander à quelqu'un d'autre de cuisiner pour toi (en utilisant un service de livraison de nourriture, ou demander à ton colocataire / membre de ta famille de cuisiner pour toi). Aussi, n'oublie pas que si tu ne prends pas le temps pour la santé, tu devras prendre le temps pour la maladie. Et au final, ce sera plus coûteux que de développer des habitudes saines.

2. La plupart des légumes et des fruits sont moins chers que les aliments malsains. Ils sont également plus rassasiants, donc il est plus facile de suivre un régime car tu auras moins faim que si tu devais continuer à manger de la malbouffe à un euro.

3. Les aliments sains ont mauvais goût si tu ne fais aucun effort pour apprendre à les rendre

savoureux. Apprends à cuisiner quelques repas de base avec la bonne combinaison d'épices et d'herbes et ton problème sera résolu. Tu peux également acheter des mélanges d'assaisonnement prêts, ainsi, tout ce que tu auras à faire, c'est de cuire des légumes et utiliser l'assaisonnement pour avoir un repas savoureux et sain.

4. Si tu as faim, tu devrais augmenter la quantité de protéines que tu consommes. Il est également possible que tu ne manges pas assez de légumes et de fruits qui sont les aliments les plus rassasiants. Ne t'attends pas à te sentir rassasié si tu manges principalement des aliments faibles sur le facteur de satiété (FF). Il est possible que tu ne boives pas assez d'eau et que tu confondes la soif avec la faim. Ne pas boire suffisamment de liquides peut entraîner des maux de tête ou des sensations similaires à la sensation de faim. Enfin, assure-toi que ton déficit calorique n'est pas trop défiant.

5. Si tu ne crois pas en ta capacité à changer, ne commence pas un régime jusqu'à ce que tu aies développé plus de volonté et de confiance en toi.

Envisage d'introduire de petits changements positifs dans ta vie jusqu'à ce que tu maîtrises un peu la formation de nouvelles habitudes. Ensuite, commence à peaufiner ton régime alimentaire et lance-toi quand tu ne penseras plus « je vais reprendre du poids de toute façon. »

6. Si tu te récompenses de friandises constamment, tu n'atteindras jamais ton objectif car tu continueras à faire un pas en avant et deux pas en arrière. Remplace tes récompenses alimentaires par quelque chose d'autre, par exemple un massage ou un voyage. Aussi, n'oublie pas que les récompenses que tu te donnes aujourd'hui sont les récompenses que ton futur toi devra payer ; en progrès lents (ou pas), en moins bonne santé, ou en échec total du régime (et devoir recommencer à zéro).

7. C'est facile de blâmer tes gènes ou d'autres facteurs externes pour ton obésité. Cependant, dans 99% des cas, la seule personne que tu peux blâmer, c'est toi. Prends la responsabilité de chacune de tes décisions et réalise que cela a toujours été toi, et non pas l'environnement ou les choses hors de ton

contrôle qui te mettent dans la situation dans laquelle tu te trouves maintenant.

8. Trop aimer la nourriture ne signifie pas que tu ne peux pas perdre de poids. Fais des cheat days réguliers pour te laisser aller et essaye de trouver du plaisir à manger ce qui est bon pour toi. Avec une meilleure santé, tu vivras plus longtemps et tu pourras ainsi profiter des bons aliments plus longtemps.

Chapitre 6 : Développer un style de vie autodiscipliné

Le régime est la première étape de la transition vers un mode de vie sain, mais pas la dernière. Beaucoup de personnes au régime font l'erreur de penser qu'un régime pour perdre du poids résoudra tous leurs problèmes. En réalité, ton régime alimentaire n'est qu'un aspect pour devenir une personne en meilleure santé.

Dans ce chapitre, nous verrons comment construire un style de vie qui développera ton autodiscipline d'une manière holistique, en te permettant non seulement de perdre du poids et de maintenir cet état, mais aussi de devenir plus dynamique et plus heureux. Lorsque tu associes les conseils de ce chapitre avec tous les conseils des chapitres précédents, tu auras tout ce dont tu as besoin pour changer ta vie.

Trouve quelque chose à apprécier autre que la nourriture

Non, je n'insinue pas que la nourriture soit la seule chose que tu aimes dans la vie. Ce que je veux dire, c'est que plus les sources de plaisir et d'accomplissement que tu introduis dans ta vie sont saines (plus saines), plus le changement que tu subis en tant que personne sera puissant. Suivre un régime est un bon début, mais tu peux le renforcer avec plusieurs autres choses qui produiront un effet synergique.

À peu près au même moment où j'ai perdu du poids, je suis devenu plus intéressé à grandir en tant que personne. Une chose a conduit à l'autre, et je suis devenu un accro du développement personnel. J'ai remarqué qu'il existe plusieurs catalyseurs qui peuvent multiplier les effets bénéfiques de la modification de tes habitudes alimentaires :

1. Introduire plus d'activité physique dans ta vie et ne pas le faire pour l'exercice, mais par pur plaisir. Si je n'avais pas aimé l'haltérophilie, je n'aurais pas

continué à en faire. Mais j'aimais cela, et c'est devenu l'un des catalyseurs du changement pour moi.

L'haltérophilie a conduit à mon obsession de l'excellence physique. J'ai commencé à faire de longues balades à vélo pour améliorer mon endurance. J'ai expérimenté le sprint pour augmenter ma vitesse. J'ai commencé à nager régulièrement pour améliorer ma respiration. Je me suis intéressé au tennis pour maîtriser un sport stimulant associant l'aspect physique et mental. Et plus récemment, je suis tombé amoureux de l'escalade en salle.

Je ne me suis pas arrêté là. Il y a encore beaucoup d'autres activités et sports que j'aimerais essayer ou pratiquer régulièrement. Il ne m'est plus possible de revenir à mes vieilles habitudes ; un régime alimentaire malsain et un mode de vie sédentaire. Cela m'empêcherait de faire ce que j'aime et c'est le type de bloc qui va garantir un changement permanent.

2. Travailler sur ta vie sociale. Nous sommes des créatures sociales, et, autre que la santé, rien ne touche plus à notre bonheur que les gens autour de

nous. En tant que personne timide dans le passé, j'avais l'habitude de redouter toutes les interactions et occasions sociales.

La timidité n'affecte pas seulement ta vie sociale. Cela rend également plus difficile le fait de devenir une personne en bonne santé. Des cas plus graves de timidité signifient que tu ne te lanceras pas dans le jogging parce que tu te soucies de ce que les autres penseront de toi. Tu auras du mal à faire de nouveaux sports parce que cela signifie rencontrer de nouvelles personnes. Tu trouveras qu'il est difficile de changer ton régime quand tu penses que les personnes en surpoids autour de toi vont commencer à remettre en question tes choix et que tu es incapable de défendre ton point de vue.

Renforcer ta confiance en toi peut mener à un meilleur développement personnel, qui à son tour t'aidera à atteindre divers objectifs dans ta vie, y compris devenir une personne en meilleure santé. Ma timidité, aussi mauvaise qu'elle fut, m'a aussi été d'une grande utilité car elle m'a poussé à explorer le monde des livres de développement personnel (et ils ont eu une grande influence positive sur ma vie).

3. Mettre plus l'accent pour développer ta vie. Qu'il s'agisse de maîtriser une nouvelle compétence, de travailler sur ta carrière, de démarrer une entreprise ou de déménager à un autre endroit, tous ces changements peuvent avoir une incidence considérable sur ta perception des défis de la vie.

Par exemple, apprendre une langue étrangère peut t'enseigner qu'avec suffisamment de persévérance, tu peux maîtriser quelque chose que tu n'aurais jamais pensé être capable de faire. Ensuite, tu peux reporter cette découverte (et les leçons subséquentes) à d'autres domaines de ta vie.

Chaque fois que tu choisis le développement plutôt que la sécurité et le confort, tu rends ta vie plus grande. Lorsque tu deviens accro au processus d'amélioration sans fin (également connu sous le nom de *kaizen* du mot japonais signifiant « amélioration »), il te sera impossible de ne pas évoluer au niveau de ta condition physique et de ta santé.

Une fois que cela devient un pas en avant naturel de satisfaire ton besoin d'auto-actualisation, les régimes ont les plus grandes chances de succès.

Fais en sorte qu'il s'agisse de quelque chose de plus qu'un simple régime

Il existe trois types de motivation qui peuvent t'aider à atteindre ton objectif : la motivation extrinsèque, intrinsèque et prosociale.

1. La motivation extrinsèque concerne les récompenses externes que tu obtiens pour avoir atteint un certain objectif ; gagner plus d'argent, avoir de l'admiration ou gagner une médaille.

2. La motivation intrinsèque concerne l'épanouissement, l'apprentissage et le plaisir pur. Tu fais des choses parce que tu aimes le processus de les faire et les récompenses potentielles importent peu. Je doute que j'aurais atteint mes propres buts sans la motivation intrinsèque que j'ai. Le pur plaisir et l'épanouissement personnel que j'obtiens grâce au développement personnel dans le but d'apprendre et l'amélioration m'ont aidé à devenir une personne en meilleure santé.

3. Dans la motivation prosociale, il s'agit d'aider les autres. Tu fais quelque chose pour des raisons altruistes. Parmi les trois types de motivation, la motivation prosociale est généralement la plus forte. Très peu de gens sacrifieraient leur vie pour de l'argent ou de l'admiration, alors que la plupart la sacrifieraient pour leur famille ou leurs meilleurs amis.

Un article de l'auteur à succès de *Give and Take : A Revolutionary Approach to Success*, d'Adam Grant[40], suggère que le désir d'aider les autres nous pousse à faire un pas de plus que nous ne ferions pas autrement avec juste une motivation extrinsèque et intrinsèque.

Lorsque tu combines une motivation interne puissante à une motivation prosociale, tu obtiens le mélange le plus efficace pour t'aider à changer ta vie.

Comparons trois personnages fictifs, Joe, Jim et Jane, avec des motivations totalement différentes et comment chacune affecte leur volonté :

Pour Joe, il s'agit de la motivation extrinsèque. Il veut perdre du poids parce que plus de femmes vont s'intéresser à lui. Ensuite, il sera en mesure de frimer, et il aime quand les gens l'admirent.

Jim comprend que la motivation extrinsèque seule ne l'aidera pas à garder ses résolutions. Il veut perdre du poids parce qu'il aime vraiment le processus d'amélioration personnelle. Il trouve de la joie en combattant ses tentations (et en les surmontant), en construisant son autodiscipline et en devenant une meilleure personne.

Jane veut perdre du poids afin qu'elle puisse donner le bon exemple à ses enfants. Elle veut aussi être là quand ils auront leurs propres enfants et elle veut pouvoir garder le rythme avec ses petits-enfants.

Qui a le plus de chances de réussir ? Quels sont les enjeux si élevés que l'abandon n'est pas une option ?

Joe suivra-t-il son régime quand il réalisera que personne ne se soucie de son apparence autant qu'il le pensait ? C'est presque une garantie qu'il échouera à un moment donné.

Jim est plus susceptible de réussir. Si le fait de suivre un régime et le processus de développement personnel lui donnent plus de plaisir que les sacrifices qu'il doit faire, il atteindra probablement son but.

Cependant, c'est Jane qui est la gagnante évidente ici. Il ne s'agit pas que de sa personne. Ses motivations ont une signification beaucoup plus profonde ; elle le fait pour sa famille, et tu aurais du mal à trouver une motivation plus puissante.

Trouve tes propres raisons intrinsèques et prosociales pour lesquelles tu veux perdre du poids et deviens une personne en meilleure santé. Elles te serviront bien pendant la période de découragement qui se produira sans aucun doute à un moment donné dans ton aventure.

Échappe à l'alimentation émotionnelle

L'alimentation émotionnelle est une habitude courante, pas seulement chez les obèses et les gens en surpoids. Stress, colère, tristesse, toutes ces émotions peuvent amener les gens à manger pour se sentir mieux et non à cause de la faim physique.

L'ennui ou l'inconfort peut également conduire à l'alimentation émotionnelle. S'il fait froid et sombre à l'extérieur, il est réconfortant de prendre une barre chocolatée ou de manger une pizza agréablement chaude. Si tu t'ennuies, manger peut te divertir ou au moins t'aider à tuer le temps.

L'alimentation émotionnelle n'est cependant pas toujours mauvaise. C'est agréable de célébrer une occasion spéciale avec tes amis ou de manger de la nourriture réconfortante lorsque tu as un peu le cafard. Cependant, si ça se répète régulièrement, cela peut représenter un défi pour tes efforts à devenir une personne en bonne santé.

La pire des choses que tu peux faire pour essayer de surmonter l'alimentation émotionnelle c'est d'être dur envers toi-même. Si tu manques d'auto-compassion et que tu continues à te blâmer pour avoir mangé de la nourriture pour des raisons émotionnelles, tu n'échapperas jamais au cercle vicieux.

Au lieu de cela, reconnais ce que tu ressens et ne te réprimande pas. Accepte le fait que tu feras des erreurs, mais tant que tu continueras à travailler sur les façons de gérer les émotions négatives d'une manière différente, tu finiras par résoudre ton problème.

La première façon la plus évidente de gérer l'alimentation émotionnelle consiste à éliminer les facteurs de stress de ta vie. S'il y a certaines situations particulières qui te font manger pour te calmer, trouve des façons d'éliminer ces situations de ta vie.

Est-ce un collègue au travail ? Trouve des moyens de l'éviter. Est-ce ton patron ? S'il n'y a aucune chance qu'il change, il est peut-être temps de réfléchir à tes priorités et de trouver un autre emploi. Es-tu constamment triste et manges-tu pour te changer les idées ? Cherche de l'aide professionnelle ; c'est peut-être la dépression.

S'il est trop difficile ou impossible de se débarrasser de certains facteurs de stress dans ta vie, trouve différentes façons de gérer tes émotions négatives. Par exemple, même un peu de sport ou une conversation avec un ami peut t'aider à réduire le stress et l'envie de manger quelque chose pour le réconfort. T'occuper, quelle que soit l'activité, t'aide à oublier le facteur de stress ou, du moins, à consacrer une partie de ton attention à quelque chose d'autre pendant une courte période.

Si tu manges parce que tu t'ennuies, trouve des façons de remplir ton temps autrement qu'en mangeant. Si c'est habituellement impulsif, attends. Dis-toi que tu peux dépasser cela en quinze minutes. Il se pourrait que tu l'aies oublié avant que le temps ne soit écoulé.

C'est une bonne idée de faire une liste des états émotionnels qui te rendent plus susceptible de manger pour ton réconfort ou pour te sentir mieux. Par exemple, un manque de soleil et d'exercice physique, surtout lorsque c'est associé à un manque de sommeil de qualité, me rend plus susceptible de manger pour des raisons émotionnelles. Même si je n'ai pas faim du tout, je vais continuer à manger quelque chose dans l'espoir de me sentir mieux.

Savoir que cette association particulière me fait manger émotionnellement m'aide à l'éviter, ou du moins à en réduire l'occurrence.

Élimine les mauvaises habitudes

Te débarrasser des habitudes malsaines du passé peut t'aider à faire la transition vers une vie plus disciplinée. Le but n'est pas de devenir moine, mais de contrôler ce que tu fais tous les jours et d'éviter les comportements les plus dangereux qui peuvent faire survenir un obstacle.

Voici quelques-unes des mauvaises habitudes les plus courantes qui augmentent le risque de retomber dans les vieux comportements malsains :

1. Trop regarder la télévision

Il n'y a rien de mal à regarder un épisode (ou deux) de ta série télé préférée. Le problème commence quand on tu t'en gaves régulièrement, en particulier lorsque c'est l'un des principaux moyens de te divertir.

Le principal problème est de savoir à quel point nous devenons stupides quand nous regardons quelque chose. Si tu grignotes quelque chose en regardant la télé (par exemple, du pop-corn), tu es sûr de trop manger. Un esprit distrait est incapable de contrôler les proportions.

Je comprends. Une grande partie du plaisir en regardant un film réside dans les snacks qui l'accompagnent. Et il n'y a rien de mal à cela, tant que ce n'est pas régulier.

Voici quelques façons de contrôler cette habitude :

- Allume uniquement la télé (ou Netflix, ou autre chose) lorsque tu as quelque chose de spécifique à regarder. En surfant sur les chaînes, il est facile de passer trop de temps devant la télévision. Si tu as défini des heures pour regarder la télévision (par exemple, un épisode de 60 minutes de ta série préférée à 20 heures), il est plus facile d'éteindre le téléviseur lorsque ton temps est écoulé. La distraction est l'ennemi de la volonté, alors évite de surfer sur les chaînes.

- Ne grignote pas en regardant la télévision. Comme mentionné précédemment, tu peux te gaver sans réfléchir et ne même pas réaliser quand tu consommes un sachet (ou deux) de chips et d'autres aliments malsains. Garde un registre de la fréquence de tes snacks pendant que tu regardes la télévision et limite-les à une fois par semaine ou moins.

- Choisis des amis plutôt que la télé. Chaque fois que tu t'ennuies, ne recours pas à la télévision comme premier choix de divertissement. Au lieu de cela, va voir tes amis ou fais quelque chose d'intéressant et physique à l'extérieur. Il faut de la volonté pour changer tes habitudes quotidiennes, mais c'est précisément comme cela que tu construis une vie plus disciplinée.

2. Ne pas faire assez de sport

Une étude menée en 2012 de l'impact sur le fait d'être assis et l'appétit au Laboratoire de métabolisme énergétique de l'Université du Massachusetts a montré que parmi les participants de cette étude, une réduction dramatique de la dépense énergétique n'était pas accompagnée d'une diminution de l'appétit[41].

En d'autres termes, les participants, bien qu'ils aient besoin de moins de calories pour fonctionner, n'ont pas réduit la quantité de nourriture qu'ils mangeaient. Par conséquent, comme le conclut l'étude, « rester assis de façon prolongée peut favoriser un apport énergétique excessif, entraînant une prise de poids ».

Alors qu'un régime seul peut t'aider à atteindre ton poids idéal, l'activité physique est ce qui te permet d'obtenir des résultats plus rapidement, ainsi que de les maintenir.

Une étude de 2009 rédigée par Erik Kirk et ses collègues du département de kinésiologie et d'éducation à la santé de la Southern Illinois University a montré que chez les jeunes adultes sédentaires à risque élevé d'obésité, même un programme d'entraînement minimal (11 minutes par séance) a entraîné une augmentation chronique de la dépense énergétique et de l'oxydation des graisses[42].

Enfin et surtout, une étude de 2012 sur la réponse neurale à des images de nourriture après l'exercice chez les femmes normales et obèses a montré que 45 minutes d'exercice produisent des réponses cérébrales inférieures aux images alimentaires et une augmentation de l'activité physique totale ce jour[43].

En d'autres termes, l'exercice sert de mécanisme de régulation de l'appétit et conduit à plus d'activité physique. C'est une habitude d'auto-renforcement qui facilite énormément le maintien d'un mode de vie sain ; tu n'as pas besoin de plus de volonté si la première période d'exercice entraîne automatiquement plus d'activité physique.

Avec du sport, ne serait-ce que 11 minutes par jour, il est plus facile de maintenir le bon équilibre énergétique. Si tu te retrouves à replonger dans un mode de vie sédentaire, le gain de poids est un effet secondaire commun. Après tout, tu brûles moins de calories par jour, et lorsque tu combines cela avec le fait que tu ne réduis probablement pas ton apport alimentaire malgré le besoin de moins de calories pour fonctionner, tu manges plus que nécessaire.

Voici quelques moyens de t'assurer que tu fais toujours assez d'exercice physique :

- commence à pratiquer un sport que tu aimes. Il n'y a pas de moyen plus simple de faire suffisamment d'activité physique régulière que de pratiquer un sport que tu aimes. Pour former une habitude sportive régulière, il n'y a rien de pire que de forcer les gens à aller à la salle de sport et à marcher pendant des heures sur un tapis roulant ou une machine de fitness ennuyeuse.

Trouve quelque chose que tu aimes tellement que cela va te manquer si tu ne pratiques pas pendant quelques jours. Cela peut être le cyclisme, le tennis, les arts martiaux, l'escalade, même la danse. Quoi que ce soit, trouve quelque chose d'agréable et les choses se feront naturellement.

- fais des pauses régulières et bouge. Si ton travail est sédentaire, assure-toi de t'éloigner de ton écran au moins 5 à 10 minutes toutes les heures. Pendant ta pause, fais une petite balade ou fais des exercices simples comme des pompes, des squats ou des sauts.

- Rends tes amis actifs. Au lieu de toujours rencontrer tes amis pour un café, un film ou quelque chose d'autre de nature sédentaire, propose des alternatives amusantes. Va jouer au frisbee, promène-toi dans un parc ou une forêt, fais du bowling ou contamine tes amis avec ta passion de pratiquer des sports à deux comme le tennis, le badminton, la boxe, le ping-pong, l'escrime, le billard, l'escalade, etc.

3. Ne pas dormir suffisamment

Je ne pense pas devoir te parler de tous les effets néfastes de ne pas dormir suffisamment. Le seul effet surprenant que tu ne connais peut-être pas en rapport à suivre un régime est que, selon une étude de 2012 au Centre de recherche sur l'obésité de New York, un manque de sommeil peut augmenter l'appétit chez les hommes et les femmes[44].

S'il te plaît garde à l'esprit que la petite taille de l'étude (26 personnes) signifie que c'est seulement une possibilité, non pas une certitude. Cependant, d'autres études indiquent que le manque de sommeil est en effet lié à une augmentation de l'appétit et / ou à d'autres comportements pouvant augmenter le risque d'obésité.

Une étude de 2013 sur l'impact de la privation de sommeil dû au désir de nourriture dans le cerveau humain a montré que le centre de récompense du cerveau des personnes au sommeil insuffisant répondait plus fortement aux images d'aliments riches en calories que le groupe qui avait suffisamment dormi[45].

Une autre étude menée au Centre de recherche de nutrition d'obésité de New York suggère également des conclusions semblables ; un manque de sommeil augmente la réponse neuronale aux aliments malsains chez les individus de poids normal[46].

Quelles que soient les raisons sous-jacentes, un manque de sommeil n'est certainement pas sain et peut affecter ton niveau d'autodiscipline. Assure-toi de toujours dormir suffisamment, que ce soit 7, 8 ou 9 heures (selon ton niveau d'activité). N'oublie pas que la qualité de ton sommeil joue également un grand rôle ici, alors assure-toi que ton sommeil ne soit pas interrompu.

4. Grignoter

Le grignotage sans fin ne finit jamais bien. Si tu manges juste parce que tu as l'habitude de manger quelque chose tout le temps, et non pas à cause de la faim, tôt ou tard, tu vas grossir. Et si tu as déjà réussi avec ton régime, retourner à un grignotage régulier peut te faire reprendre tout le poids perdu.

Reconnecte-toi aux besoins de ton corps et mange surtout quand tu as faim, pas pour t'occuper. Ne mange pas tant que tu ne ressens pas la faim.

Voici quelques façons de contrôler cette habitude :

- bannis tous les types de grignotages de chez toi. Si tu n'y as pas facilement accès, tu seras moins tenté d'en manger.

- Si tu ne peux absolument pas arrêter de grignoter parce que ton autodiscipline n'est pas encore développée, remplace au moins les collations malsaines par des alternatives plus saines. Mange du pop-corn fait maison au lieu de celui chauffé au micro-ondes. Mange des pistaches plutôt que des chips de pomme de terre. Grignote des fruits (kiwi, raisins, fraises, oranges, etc.) plutôt que des tablettes de chocolat.

- expérimente différents horaires de repas et le nombre de repas que tu manges par jour. Si tu manges habituellement trois grands repas et deux petits repas par jour, essaye de te débarrasser de ces derniers et de manger trois repas plus gros et plus satisfaisants à la place. Certaines personnes (y compris moi) ne seront tout simplement pas satisfaites avec cinq petits repas. Je préfère de loin un grand repas satisfaisant plutôt que trois (et encore moins cinq) portions d'oiseau.

- Occupe-toi avec quelque chose. Si tu te concentres sur une certaine tâche (et ne confonds pas cela avec des choses du type regarder la télé comme un zombie), tu ne penseras généralement pas à manger et grignoter. Si tu n'as rien à faire après le travail et que tu as terminé toutes tes tâches, commence à apprendre une nouvelle compétence (par exemple, apprendre une langue étrangère) qui te permettra de passer de l'ennui à une concentration intense.

5. Manger de la nourriture addictive régulièrement

Comme nous l'avons déjà mentionné, certains types d'aliments sont plus addictifs que d'autres. Bien qu'il soit agréable de les manger de temps en temps pour des raisons autres que la faim (habituellement pour des raisons sociales ou simplement pour la saveur), dès que tu les ajoutes à ton menu quotidien, les risques de ruiner ton alimentation saine vont monter en flèche.

Il y a une raison pour laquelle ces aliments sont appelés addictifs ; si tu développes l'habitude de les manger souvent, tu ne seras pas satisfait de ne les manger que de temps en temps. Pour cette raison, il est préférable de faire attention à ne jamais manger les mêmes aliments addictifs deux jours d'affilée. Idéalement, tu ne devrais pas les manger plus d'une fois par semaine, voire une fois par mois.

Je peux me passer de chocolat pendant des semaines, mais quand j'en mange une fois et que j'en mange de nouveau le lendemain, je me retrouve tout à coup incapable de m'en passer pendant plusieurs jours. Il faut au moins une semaine ou deux de sevrage pour l'oublier. Si tu n'as toujours pas assez d'autodiscipline, deux ou trois jours de suite à manger du chocolat peuvent facilement se transformer en une habitude alimentaire destructrice. De là, c'est facile de voir ton poids remonter.

DÉVELOPPER UN STYLE DE VIE AUTODISCIPLINÉ : RÉCAPITULATIF

1. Le régime n'est qu'un aspect de la santé. Perdre du poids et le maintenir sont des pièces importantes du puzzle. Cependant, pour réussir cela, tu devrais enrichir ta vie avec des habitudes saines et des passe-temps pour la rendre plus agréable. Ce n'est qu'alors que tu cesseras d'être tenté de retourner à tes vieilles habitudes et ton identité subira un changement si profond qu'il ne sera plus possible de devenir la personne que tu étais auparavant.

2. Trois catalyseurs qui peuvent bouleverser ta routine et transformer ton identité sont :

- une activité physique régulière, surtout si tu recherches l'excellence dans un sport que tu pratiques,

- améliorer ta vie sociale et surtout surmonter ta timidité,

- prendre l'habitude de toujours chercher des occasions de rendre ta vie plus grande.

Tous ces changements peuvent mener à un effet domino, te forçant à changer l'aspect activité physique / régime de ta vie.

3. Parmi les trois types de motivation (intrinsèque, extrinsèque, prosociale), la motivation prosociale, qui signifie faire quelque chose pour aider quelqu'un d'autre, est la motivation la plus puissante et la plus durable. Si tu veux construire un mode de vie plus discipliné, donne-lui plus de sens ; fais-le non seulement pour toi, mais aussi les autres.

4. L'alimentation émotionnelle peut rendre difficile le maintien d'habitudes saines et mener une vie autodisciplinée.

Le chemin vers l'élimination de l'habitude de manger émotionnellement commence par l'auto-compassion. Au lieu de te battre à chaque fois que tu te gaves de chocolat ou de glace parce que tu es en colère ou triste, accepte tes défauts et continue.

Essaye d'éliminer les facteurs de stress qui mènent à l'alimentation émotionnelle ou de trouver des solutions pour gérer ces émotions négatives (par exemple, faire de l'exercice ou parler avec un ami).

N'oublie pas que l'alimentation émotionnelle est souvent impulsive. Si tu attends un moment, il est possible que tu ne ressentes plus l'envie de manger.

5. Évite les mauvaises habitudes qui augmentent le risque de retomber dans tes vieilles routines malsaines. Certaines de ces habitudes les plus courantes comprennent : trop regarder la télévision, ne pas faire assez d'exercice, ne pas dormir suffisamment, grignoter et manger de la nourriture addictive régulièrement.

6. La clé pour contrôler l'habitude de regarder la télévision est la conscience de soi. Si tu surfes aveuglément sur les chaînes pendant que tu grignotes, l'habitude devient un danger pour ton mode de vie sain. Dans la mesure du possible, durant ton temps libre, remplace la télévision comme divertissement par d'autres formes plus physiques.

7. Un mode de vie sédentaire, même avec une alimentation saine, te fera reprendre du poids. L'activité physique augmente ta dépense énergétique et réduit ton appétit, ce qui facilite le maintien de ton équilibre énergétique (la même quantité de calories prise et utilisée).

La meilleure façon de toujours faire suffisamment d'exercice est de trouver un sport que tu aimes. Si tu considères l'exercice comme une corvée, il sera toujours difficile d'en faire suffisamment. Si tu l'aimes, tu n'auras pas besoin de volonté du tout.

8. Un manque de sommeil peut augmenter la faim et diminuer ta volonté lorsque tu essayes de résister aux aliments malsains. Assure-toi de dormir suffisamment, sinon ton régime en souffrira.

9. Mange quand tu as faim, pas par habitude. Grignoter est un moyen infaillible de trop manger et de revenir à ton poids initial. De plus, il est extrêmement difficile de le contrôler si tu le fais inconsciemment. Si tu es distrait, pas même un haut niveau de volonté t'aidera à le surmonter.

Si tu ne peux pas t'arrêter de grignoter, adopte une approche étape par étape en remplaçant les collations malsaines par des substituts plus sains.

Si tu es prêt à arrêter de grignoter, commence par occuper ton esprit avec quelque chose d'autre chaque fois que tu as envie de grignoter et expérimente différents horaires et quantités de repas.

10. Les aliments addictifs peuvent te ramener dans le cercle vicieux de la suralimentation. Si tu

veux te faire plaisir de temps en temps, assure-toi que c'est vraiment « de temps en temps », et pas régulièrement.

Épilogue

Il ne fait aucun doute que suivre un régime est difficile. Certaines personnes peuvent réussir la première fois qu'elles essaient de perdre du poids, alors que d'autres auront besoin de quelques tentatives avant de faire des changements permanents. Cependant, tant que tu continues d'essayer, tu atteindras ton objectif.

En bref, rappelle-toi que :

1. Définir les bonnes attentes et réaliser qu'il ne s'agit pas d'un régime à court terme mais d'un changement permanent est essentiel au succès. La plupart des gens échouent parce qu'ils s'attendent à ce que les régimes miracles fonctionnent. Ils ne fonctionnent pas, parce que tu ne peux pas revenir sur des années d'habitudes malsaines simplement avec quelques semaines de régime. Pars sur l'idée que tu ne perdras pas plus de 500 g de graisse par semaine et vise un changement perpétuel en modifiant tes habitudes quotidiennes.

2. Les fringales sont des sensations passagères. Si tu peux te distraire ou différer le fait de céder (en programmant des jours ou des repas de triche), les fringales seront beaucoup plus faciles à gérer.

3. Si tu es rassasié, il est plus facile d'avoir de l'autodiscipline pour résister aux tentations. S'il y a une astuce magique pour perdre du poids plus facilement, c'est de manger beaucoup de légumes et de fruits, avérés jusqu'à sept fois plus rassasiants que des options moins saines comme la restauration rapide.

4. Si tu ne développes jamais des alternatives saines et savoureuses, les aliments malsains te manqueront toujours. Mets-toi à cuisiner, même si tu ne maîtrises que quelques repas simples et de base. Si tu ne ressens jamais de fringales pour une alimentation saine, ton régime alimentaire sera toujours difficile à maintenir.

5. Reconnais les excuses pour ce qu'elles sont. Il y a très peu de raisons légitimes pour lesquelles tu ne peux pas devenir une personne en meilleure santé en perdant du poids. Le moment où tu reconnais la

responsabilité de ta santé est le moment où tu peux commencer à faire des changements permanents.

6. Ne sois pas obsédé par ton régime. Trouve des passe-temps sains et forme des habitudes positives dans la vie pour finir ta transformation en une personne saine et dynamique. Si tu apprécies ton style de vie sain, tu ne seras jamais tenté de revenir à tes vieilles habitudes.

J'espère que les conseils de ce livre t'aideront en ce qui concerne les défis liés à la volonté. Après tout, de nombreux problèmes surgissent à cause de la partie mentale du régime, pas parce que tu ne peux pas le supporter physiquement.

Ce n'est pas comme si ton corps ne pouvait pas fonctionner avec moins de calories ou qu'il était tellement accro à la nourriture malsaine que tu éprouves de graves besoins de sevrage. Cela n'arrive que dans ta tête, et le conseil de ce livre est destiné à t'aider à surmonter ces défis mentaux en renforçant ta détermination.

Si tu développes la capacité à surmonter le fait que ton cerveau toujours gentil essaye de te vendre l'idée d'une faible récompense à court terme (satisfaisant ton envie) en échange d'une énorme récompense à long terme (meilleure santé et bien-être général), tu ne deviendras pas seulement une personne qui a réussi son régime, mais tu amélioreras également grandement tes chances de réussite dans d'autres domaines de la vie.

En ce sens, commencer un régime et réussir à changer tes habitudes alimentaires peut avoir un effet transformationnel positif sur toute ta vie. Avec le recul, tu penseras probablement que c'est la meilleure chose qui ne te soit jamais arrivée. Et c'est précisément ce que j'aimerais qu'il t'arrive. Donne-toi une chance ; les sacrifices en valent la peine.

Inscris-toi à ma newsletter

J'aimerais rester en contact avec toi. Inscris-toi à ma newsletter et reçois mes nouvelles publications, des articles gratuits, des cadeaux et autres e-mails importants de ma part.

Inscris-toi en cliquant sur le lien ci-dessous :
http://www.profoundselfimprovement.com/frnews

Peux-tu aider ?

J'adorerais connaître ton opinion à propos de mon livre. Dans le domaine de la publication de livres, il existe peu de choses plus importantes que les avis honnêtes d'une grande variété de lecteurs.

Ton avis aidera les autres lecteurs potentiels à savoir si mon livre est pour eux. Cela m'aidera aussi à toucher plus de lecteurs en améliorant la visibilité de mon livre.

À propos de Martin Meadows

Martin Meadows est le nom de plume d'un auteur qui a dédié sa vie au développement personnel. Il se réinvente constamment en faisant des changements radicaux dans sa vie.

Au cours des années, il a fait des jeûnes de plus de 40 heures, appris deux langues étrangères tout seul, perdu plus de 13,6 kilos en 12 semaines, géré plusieurs entreprises dans des industries variées, pris des douches et des bains glacés, vécu sur une petite île tropicale dans un pays étranger pendant plusieurs mois, et écrit un roman d'histoires courtes de 400 pages en l'espace d'un mois.

Pourtant, l'auto-torture n'est pas sa passion. Martin aime tester ses limites pour découvrir jusqu'où va sa zone de confort.

Ses découvertes (basées sur son expérience personnelle et sur des études scientifiques) l'aident à améliorer sa vie. Si tu veux repousser tes limites et apprendre comment devenir la meilleure version de toi-même, tu adoreras les œuvres de Martin.

Tu peux lire ses livres ici :

http://www.amazon.fr/-/e/B00U97LQGG

Traduit de l'anglais par Marie-Alice Baker.

La reproduction partielle ou complète de cette publication sans approbation expresse écrite est strictement interdite. L'auteur apprécie énormément que tu prennes le temps de lire son œuvre. Essaye de prendre le temps de considérer lui laisser un avis là où tu as acheté le livre, ou d'en parler à tes amis, pour nous aider à faire passer le message. Nous te remercions de soutenir notre travail.

Des efforts nécessaires ont été pris pour veiller à l'exactitude et à l'intégralité des informations dans ce livre. Cependant, l'auteur et l'éditeur ne garantissent pas l'exactitude des informations, des textes et des illustrations contenus dans ce livre en raison de la nature changeante rapide de la science, des recherches, des faits connus et inconnus et d'internet. L'auteur et l'éditeur ne sont pas responsables des erreurs, des omissions ou de la compréhension contraire du sujet traité. Ce livre n'est présenté que dans le but de motiver et d'informer.

[1] Hall K. D., "What is the Required Energy Deficit per unit Weight Loss?" *International Journal of Obesity* 2008; 32 (3): 573–576.

[2] http://www.fns.usda.gov/sites/default/files/Chapter2.pdf, internet, 12 octobre 2015.

[3] Hebert J. R., Patterson R. E., Gorfine M., Ebbeling C. B., St Jeor S. T., Chlebowski R. T., "Differences between estimated caloric requirements and self-reported caloric intake in the women's health initiative." *Annals of Epidemiology* 2003; 13 (9): 629–637.

[4] *Estimated Calorie Needs per Day by Age, Gender, and Physical Activity Level*, http://www.cnpp.usda.gov/sites/default/files/usda_food_patterns /EstimatedCalorieNeedsPerDayTable.pdf, internet, 12 octobre 2015.

[5] Polivy J., Herman C. P., "If at first you don't succeed. False hopes of self-change." *The American Psychologist* 2002; 57 (9): 677–689.

[6] Lally P., van Jaarsveld C. H. M., Potts H. W. W., Wardle J. "How are habits formed: Modelling habit formation in the real world." *European Journal of Social Psychology* 2010; 40 (6): 998–1009.

[7] Katz D. L, Meller S., "Can We Say What Diet Is Best for Health?" *Annual Review of Public Health* 2014; 35: 83–103.

[8] http://fourhourworkweek.com/2012/07/12/how-to-lose-100-pounds/, internet, 13 octobre 2015. Pour davantage d'informations, lis Ferriss T., *The 4-Hour Body : An Uncommon Guide to Rapid Fat Loss, Incredible Sex and Becoming Superhuman*, 2010.

[9] Miller S. L., Wolfe R. R., "The danger of weight loss in the elderly." *The Journal of Nutrition Health and Aging* 2008; 12 (7): 487–491.

[10] Rossow L. M., Fukuda D. H., Fahs C. A., Loenneke J. P., Stout J. R., "Natural bodybuilding competition preparation and recovery: a 12-month case study." *International Journal of Sports Physiology and Performance* 2013; 8 (5): 582–592.

[11] Astrup A., Rössner S., "Lessons from obesity management programmes: greater initial weight loss improves long-term maintenance." *Obesity Reviews* 2000; 1 (1): 17–19.

[12] Saris W. H., "Very-low-calorie diets and sustained weight loss." *Obesity Reviews* 2001; 9 (4): 295S–301S.

[13] Nackers L. M., Ross K. M., Perri M. G., "The association between rate of initial weight loss and long-term success in obesity treatment: does slow and steady win the race?" *International Journal of Behavioral Medicine* 2010; 17 (3): 161–167.

[14] Purcell K., Sumithran P., Prendergast L. A., Bouniu C. J., Delbridge E., Proietto J., "The effect of rate of weight loss on long-term weight management: a randomised controlled trial. " *The Lancet Diabetes & Endocrinology* 2014; 2 (12): 954–962.

[15] Mischel W., Ebbesen E. B., Raskoff Z. A., "Cognitive and attentional mechanisms in delay of gratification." *Journal of Personality and Social Psychology* 1972; 21 (2): 204–218.

[16] Shoda Y., Mischel W. Peake P. K., "Predicting Adolescent Cognitive and Self-Regulatory Competencies from Preschool Delay of Gratification: Identifying Diagnostic Conditions." *Developmental Psychology* 1990; 26 (6): 978–986.

[17] Loewenstein G., "Hot-cold empathy gaps and medical decision making." *Health Psychology* 2005; 24 (4): S49–S56.

[18] Ariely D., Loewenstein G., "The heat of the moment: the effect of sexual arousal on sexual decision making." *Journal of Behavioral Decision Making* 2006; 19: 87–98.

[19] Dirlewanger M., di Vetta V., Guenat E., Battilana P., Seematter G., Schneiter P., Jéquier E., Tappy L., "Effects of short-term carbohydrate or fat overfeeding on energy expenditure and plasma leptin concentrations in healthy female subjects." *International Journal of Obesity and Related Metabolic Disorders: Journal of the International Association for the Study of Obesity* 2000; 24 (11): 1413–8.

[20] Davis J. F., "Adipostatic regulation of motivation and emotion." *Discovery Medicine* 2010; 9 (48): 462–7.

[21]Une étude sur la nécessité d'avoir une journée de triche riche en protéines : Bray G. A., Smith S. R., de Jonge L., Xie H., Rood J., Martin C. K., Most M., Brock C., Mancuso S., Redman L. M., "Effect of dietary protein content on weight gain, energy expenditure, and body composition during overeating: a randomized controlled trial." *JAMA* 2012; 307 (1): 47–55. A study about high-carb refeeding: Dirlewanger M., di Vetta V., Guenat E., Battilana P., Seematter G., Schneiter P., Jéquier E., Tappy L., "Effects of short-term carbohydrate or fat overfeeding on energy expenditure and plasma leptin concentrations in healthy female subjects." *International Journal of Obesity and Related Metabolic Disorders: Journal of the International Association for the Study of Obesity* 2000; 24 (11): 1413–8.

[22] http://romanfitnesssystems.com/articles/feast-fast/, internet, 22 octobre 2015.

[23] https://www.kpchr.org/research/public/News.aspx?NewsID=3, internet, 21 novembre 2015.

[24] Schulte E. M., Avena N. M., Gearhardt A N., "Which Foods May Be Addictive? The Roles of Processing, Fat Content, and Glycemic Load." *PLoS One* 2015; 10 (2): e0117959. Les chiffres sont disponibles ici : http://journals.plos.org/plosone/article?id=10.1371/journal.pone.0117959.

[25] Clark M. J., Slavin J. L., "The effect of fiber on satiety and food intake: a systematic review." *Journal of the American College of Nutrition* 2013; 32 (3): 200–211.

[26] Wasser S. P., Weis A. L., "Therapeutic Effects of Substances Occurring in Higher Basidiomycetes Mushrooms: A Modern Perspective." *Critical Reviews in Immunology* 1999; 19 (1): 65–96

[27] Rolls B. J., Hetherington M., Burley V. J., "The specificity of satiety: The influence of foods of different macronutrient content on the development of satiety." *Physiology & Behavior* 1988; 43 (2): 145–153.

[28] Due A., Toubro S., Skov A. R., Astrup A., "Effect of normal-fat diets, either medium or high in protein, on body weight in overweight subjects: a randomised 1-year trial." *International Journal of Obesity* 2004; 28: 1283–1290.

[29] Paddon-Jones D., Westman E., Mattes R. D., Wolfe R. R., Astrup A., Westerterp-Plantenga M., "Protein, weight management, and satiety." *The American Journal of Clinical Nutrition* 2008; 87 (5): 1558S–1561S.

[30] Noakes M., "The role of protein in weight management." *Asia Pacific Journal of Clinical Nutrition* 2008; 17 Suppl 1: 169–171.

[31]Tu peux estimer ton pourcentage de graisse corporelle et ta masse corporelle maigre en utilisant une simple formule de la US Navy, disponible ici : http://rippedbody.jp/how-calculate-body-fat-percentage/ (ou juste tape sur google « calculateur de graisse corporelle maigre US Navy »).

[32] Tsutsumi R., Tsutsumi Y. M., "Peptides and Proteins in Whey and Their Benefits for Human Health." *Austin Journal of Nutrition and Food Sciences* 2014; 1 (1): 1002.

[33] Pal S., Ellis V, Dhaliwal S., "Effects of whey protein isolate on body composition, lipids, insulin and glucose in overweight and obese individuals." *The British Journal of Nutrition* 2010; 104 (5): 716–23.

[34] Hall W. L., Millward D. J., Long S. J., Morgan L. M., "Casein and whey exert different effects on plasma amino acid profiles, gastrointestinal hormone secretion and appetite." *The British Journal of Nutrition* 2003; 89 (2): 239–248.

[35] Hursel R., van der Zee L., Westerterp-Plantenga M. S., "Effects of a breakfast yoghurt, with additional total whey protein or caseinomacropeptide-depleted alpha-lactalbumin-enriched whey protein, on diet-induced thermogenesis and appetite suppression." *The British Journal of Nutrition* 2010; 103 (5): 775–780.

[36] Madzima T. A., Panton L. B., Fretti S. K., Kinsey A. W., Ormsbee M. J. "Night-time consumption of protein or carbohydrate results in increased morning resting energy

expenditure in active college-aged men." *The British Journal of Nutrition* 2014; 111 (1): 71–77.

[37] http://nutritiondata.self.com/topics/fullness-factor, internet, 27 octobre 2015.

[38] http://pbhfoundation.org/pdfs/pub_sec/webinars/Pegg_Webinar_April_2014_FINAL.pdf, internet, 30 octobre 2015.

[39] Rao M., Afshin A., Singh G., Mozzafarian D. "Do healthier foods and diet patterns cost more than less healthy options? A systematic review and meta-analysis." *BMJ Open* 2013; 3.

[40] Grant A. M. "Does Intrinsic Motivation Fuel the Prosocial Fire? Motivational Synergy in Predicting Persistence, Performance, and Productivity." *Journal of Applied Psychology* 2008; 93 (1): 48–58.

[41] Granados K., Stephens B. R., Malin S. K., Zderic T. W., Hamilton M. T., Braun B., "Appetite regulation in response to sitting and energy imbalance." *Applied Physiology, Nutrition, and Metabolism* 2012, 37 (2): 323–333.

[42] Kirk E. P., Donnelly J. E., Smith B. K., Honas J., Lecheminant J. D., Bailey B. W., Jacobsen D. J., Washburn R. A., "Minimal resistance training improves daily energy expenditure and fat oxidation." *Medicine and Science in Sports and Exercise* 2009; 41 (5): 1122–9.

[43] Hanlon B., Larson M. J., Bailey B. W., LeCheminant J. D., "Neural response to pictures of food after exercise in normal-weight and obese women." *Medicine and Science in Sports and Exercise* 2012; 44 (10): 1864–70.

[44] St-Onge M. P., O'Keeffe M., Roberts A. L., RoyChoudhury A., Laferrère B., "Short Sleep Duration, Glucose Dysregulation and Hormonal Regulation of Appetite in Men and Women." *SLEEP* 2012; 35 (11): 1503–1510.

[45] Greer M. S., Goldstein A. N., Walker M. P., "The impact of sleep deprivation on food desire in the human brain." *Nature Communications* 2013; 4: 2259.

[46] St-Onge M. P., Wolfe S., Sy M., Shechter A., Hirsch J., "Sleep restriction increases the neuronal response to unhealthy

food in normal-weight individuals." *International Journal of Obesity London* 2014; 38 (3): 411–416.

www.ingramcontent.com/pod-product-compliance
Lightning Source LLC
Chambersburg PA
CBHW051305250726
48656CB00004B/1494